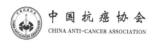

中国抗癌协会
CHINA ANTI-CANCER ASSOCIATION

骨骼保护

中国肿瘤整合诊治技术指南（CACA）

CACA TECHNICAL GUIDELINES FOR HOLISTIC INTEGRATIVE MANAGEMENT OF CANCER

2023

丛书主编：樊代明

主　编：唐佩福　王　臻　郭　卫

　　　　牛晓辉　肖建如　曲国蕃

U0244788

天津出版传媒集团

天津科学技术出版社

图书在版编目(CIP)数据

骨骼保护 / 唐佩福等主编. -- 天津 : 天津科学技术出版社, 2023.6
("中国肿瘤整合诊治技术指南(CACA)"丛书 / 樊代明主编)
ISBN 978-7-5742-1038-7

Ⅰ.①骨… Ⅱ.①唐… Ⅲ.①骨肿瘤—诊疗 Ⅳ.①R738.1

中国国家版本馆CIP数据核字(2023)第057540号

骨骼保护
GUGE BAOHU

策划编辑: 方　艳
责任编辑: 张建锋
责任印制: 兰　毅

出　　版: 天津出版传媒集团
　　　　　天津科学技术出版社
地　　址: 天津市西康路35号
邮　　编: 300051
电　　话: (022)23332390
网　　址: www.tjkjcbs.com.cn
发　　行: 新华书店经销
印　　刷: 天津中图印刷科技有限公司

开本 787×1092　1/32　印张5.5　字数84 000
2023年6月第1版第1次印刷
定价:64.00元

编委会

丛书主编

樊代明

名誉主编

张英泽

主　编

唐佩福　王　臻　郭　卫　牛晓辉　肖建如　曲国蕃

副主编（以姓氏拼音为序）

毕文志　樊征夫　黄　鑫　姬　涛　李浩淼　李健雄
李振峰　刘　芳　刘虎诚　刘建湘　刘　傥　刘铁龙
刘　婷　刘巍峰　闵　理　彭　江　彭　亮　曲宝林
商冠宁　石　磊　孙　伟　汤小东　汪进良　王宏伟
王守丰　王　玉　韦　峰　吴　超　项东全　许　猛
严望军　燕　翔　姚伟涛　周光新

编　委（以姓氏拼音为序）

蔡博宁　陈嘉杰　邓　元　杜　宁　付　艳　关聪聪
管延军　郭子轩　韩　纲　何瑞超　胡琰琰　华莹奇
黄　翔　贾金鹏　李超超　李晨曦　李　南　李秋文
李小康　廖　松　孟繁琪　全辰良　单验博　孙胜杰
万一群　王李杰　王　威　王梓颖　武亚楠　武艳斌

熊英杰　闫　石　俞　伟　张　帆　张　鹤　张　健
张迎龙　张增亮　赵慧霞　赵雪林　赵子仪　朱庆岩

编写秘书
彭　江

目录 Contents

第一章

骨的结构与功能

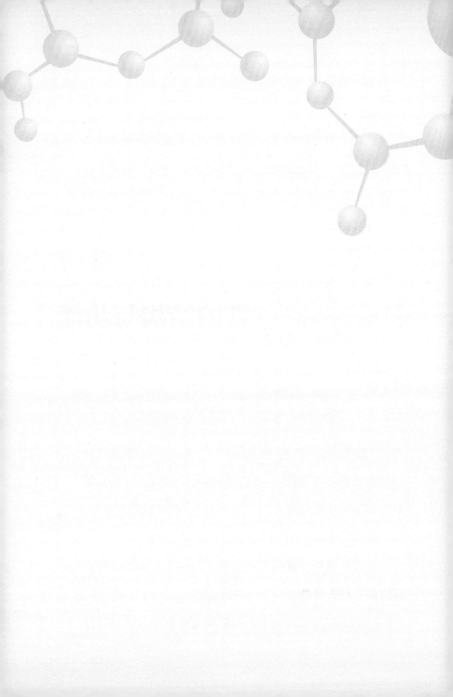

一、骨的形态、解剖及组织结构

（一）骨的形态

骨是主要由特殊化结缔组织构成的器官，由骨组织和骨膜组成，内含骨髓。成人共有206块骨，按部位分为颅骨、躯干骨和四肢骨，前二者合称中轴骨。按形态，骨可分为四类：

1.长骨

分布于四肢，呈长管状，分为一体两端。体又称骨干，内有空腔称髓腔，容纳骨髓。表面可见血管出入的滋养孔，两端膨大的骺和表面光滑的关节面。

2.短骨

形似立方体，多成群分布于连结牢固且运动较灵活的部位，如腕骨和跗骨。

3.扁骨

呈板状，参与构成颅腔、胸腔和盆腔壁，可保护脏器，如颅盖骨和肋骨。

4.不规则骨

形状不规则，如椎骨。有些不规则骨内有与外界相通腔洞，称含气骨，如上颌骨。

位于肌腱内的扁圆形小骨称为籽骨，运动中起着减少摩擦和改变肌肉牵拉方向的作用，髌骨是人体最大的籽骨。

（二）骨的结构

骨由骨质、骨膜和骨髓构成。

1.骨质

骨质由骨组织构成，按结构分为密质和松质。骨密质结构致密，抗压抗扭曲性强，分布于骨表面。骨松质呈海绵状，由相互交织骨小梁排列而成，配布于骨内部。骨小梁排列方向与骨所承受压力和张力方向平行，因而骨能承受较大重量。

2.骨膜

骨膜主要由纤维结缔组织构成，被覆于关节以外骨表面，含丰富神经、血管和淋巴管，对骨营养、再生和感觉有重要作用。骨膜分内、外两层，外层致密，有许多胶原膜。衬在骨髓腔内面和骨松质的骨小梁表面的薄层结缔组织膜称骨内膜。内层和骨内膜有分化成骨细胞和破骨细胞能力，可产生新骨质、破坏原骨质以重塑骨。幼年期骨膜功能活跃，促进骨生长；成年时相对静止，维持骨生理状态。

3.骨髓

骨髓为充填于骨髓腔和骨松质间隙内的软组织。分红骨髓和黄骨髓。红骨髓含不同发育阶段红细胞和其他幼稚型血细胞，呈红色，有造血和免疫功能。胎儿和幼儿骨髓均为红骨髓，5岁后，长骨骨干内红骨髓逐渐被脂肪组织代替，呈黄色，称黄骨髓，失去造血能力。失血过多或重度贫血时，黄骨髓能转化为红骨髓，恢复造血功能。

（三）骨的血供

动脉血供来自：①进入骨干的滋养动脉；②骨骺和干骺端的动脉；③骨外膜动脉。滋养动脉多由局部主要动脉的分支供给，供应长骨全部血量的50%~70%，有1~2支，经滋养管进入骨髓腔，分升支和降支达骨端，分支分布于骨干密质的内层2/3、骨髓和干骺端。干骺动脉和骺动脉均来自骨附近的动脉，进入骨内后，经骨小梁之间，到达关节软骨下面，发出分支，互相吻合成动脉弓。这些动脉弓穿过关节软骨下面的薄层密质骨，进入关节软骨钙化层，发出袢状的终末动脉。骨外膜动脉系统由围绕长骨的肌肉中心血管分支组成，其小动脉细支穿过外环骨板的穿通管，与骨单位内的血管吻合，供应骨干密质骨外层1/3。

静脉回流：长骨有一个较大的中央静脉窦，骨髓毛细血管床的血，经横向分布的静脉管道汇入中央静脉窦，后者进入骨干滋养孔，作为滋养静脉将静脉血引流出骨。长骨的静脉血经骨外膜静脉丛回流。另有相当量的静脉血经骨端的干骺端血管回流。

（四）骨神经

骨的神经分布：长骨两端、椎骨、较大的扁骨及骨膜，均有丰富神经分布，骨神经可分为有髓和无髓两种，有髓神经纤维伴随滋养血管进入骨内，分布到骨单位血管周围间隙，有些有髓神经纤维还分布到骨小梁之间、关节软骨下面及骨内膜；无髓神经纤维主要分布至骨髓及血管壁。

（五）骨单位

骨干骨密质的主要部分由许多骨单位构成。骨单位为厚壁的圆筒状结构，与骨干的长轴呈平行排列，中央有一条细管称中央管。围绕中央管有5~20层骨板呈同心圆排列，宛如层层套入的管鞘。中央管与其周围的骨板层共同组成骨单位又称哈佛氏系统。众多骨单位依骨长轴平行排列，因此在横切面上可见一小的圆形开口，在纵切面上为一长条裂口。无数骨小管呈放射状，从中央管向骨陷窝走行，使中央管与陷窝相通，其功能是使陷窝内骨细胞获得营养液，同时将代谢产物排出。陷窝是扁形或椭圆形结构，其内壁有无数小裂隙，与骨小管相通，骨细胞的许多细长的突起，经裂隙伸入骨小管内。

（六）骨组织组成

1.骨组织的细胞

骨组织的细胞包括骨祖细胞、成骨细胞、骨细胞和破骨细胞，其中，仅骨细胞位于骨组织内部，其余三种则分布于骨质边缘。

（1）骨祖细胞：是软骨组织和骨组织共同干细胞，位于软骨膜和骨膜内层。主要为间叶细胞，在生理功能和周围环境影响下，分化成不同形态成骨细胞、破骨细胞和软骨母细胞。

（2）成骨细胞：起源于生骨节，常见于生长期骨组织中，大都聚集在新形成骨质表面，是由骨内膜和骨外膜深层的成骨性细胞分化而成。绝大部分骨基质有机成分均由成骨细胞合成和分泌。除合成骨基质外，成骨细胞还有引起骨质矿质化和调节细胞外液与骨液间电解质的流动作用。

（3）骨细胞：是骨组织中主要细胞，由钙化骨基质包绕的成骨细胞衍生而成。骨细胞被认为是在成骨细胞谱系中最成熟和终极分化细胞。骨细胞不但参与骨形成与骨吸收，且在传导信号和启动骨更新修复过程中起重要作用。

（4）破骨细胞：是一种可游走的多核巨细胞，主要功能是吸收矿化的骨、牙本质和钙化软骨，具有强大溶骨能力。

2. 骨基质

骨基质分无机质和有机质。无机质占组织 60%~70%，水占 5%~8%，剩下为有机质。

无机质：无机质又称骨盐，主要成分为磷酸钙（84%）和碳酸钙（10%），还有枸橼酸钙和磷酸氢二钠等，以结晶的羟基磷灰石和无定形胶体磷酸钙形式分布于有机质中。

有机质：有机质中 90% 为胶原纤维，主要由 I 型胶原蛋白构成，余为其他类型骨胶原和非胶原基质蛋白等。胶原是骨与软骨中主要蛋白，决定了骨与软骨体积、形状和强度。胶原蛋白富韧性和弹性，是由许多平行、直径均匀的胶原纤丝组成。胶原纤丝由很多原胶原基本分子组成，每个原胶原分子由3条肽链相互缠绕形成一个三联螺旋结构，称为三联螺旋构型。胶原毗邻分子之间交联赋予胶原抵抗物理应力能力，且羟基磷灰石结晶沿胶原纤维长轴排列，两者配置使骨组织有很强的机械性能。

二、骨的生理功能

骨是由骨组织、骨膜和骨髓等构成的坚硬器官，在机体中主要起支持、运动和保护作用，能不断地进行新陈代谢，并有修复、再生和改建能力。

（一）形成体腔壁，保护重要器官

骨参与形成颅腔、胸腔、盆腔等体腔的体腔壁，避免重要器官在外力作用下发生功能性及器质性改变，起到保护作用。颅腔是由顶部额骨、枕骨和顶骨，底部的蝶骨，两侧的颞骨，后方的枕骨和前方的额骨、筛骨紧密相连围成的腔隙，保护脑、眼等器官。胸腔、盆腔壁也通过骨骼和骨骼肌围成的空腔保护心脏、肺、子宫等重要器官等。

（二）构成骨支架，支持人体质量

骨借关节相连形成骨骼，构成坚韧的骨支架。当机体处于静止或运动过程中，骨骼通过骨骼肌和韧带与外力的相互作用，使各个器官保持相对固定，起到支持人体质量，赋予人体基本形态的作用。

（三）组成运动系统，参与随意运动

骨、关节和骨骼肌共同组成运动系统。骨骼肌附着于骨，在神经系统支配下产生收缩和舒张运动，以关节为支点牵引骨改变位置，产生运动。运动中，骨起杠杆的作用，关节是运动的枢纽，骨骼肌则是动力器官。

（四）作为主要造血器官，维持血细胞动态平衡

骨髓存在于长骨（如肱骨、股骨）骨髓腔和扁平骨（如髂骨）骨松质间的网眼中，是一种海绵状组织，分为红骨髓和黄骨髓。人出生时，红骨髓充满全身骨髓腔，随年龄增大，脂肪细胞增多，相当部分红骨髓被黄骨髓取代，最后几乎只有扁平骨骨髓腔中有红骨髓。此种变化可能是由于成人不需要全部骨髓腔造血，部分骨髓腔造血已足够补充所需血细胞。当机体严重缺血时，部分黄骨髓可被红骨髓替代，骨髓的造血能力会显著提高。近30年来，血细胞生成的研究发展很快，现已证明人类骨髓中存在造血多能干细胞，数量不到骨髓总细胞数的百分之一，它们具有高度自我更新能力，且能分化

为各血细胞系统的祖细胞（如淋巴系干细胞、粒系干细胞），再大量分化增殖为各种原始和成熟血细胞，最后，这些成熟血细胞通过骨髓进入血液，发挥各自生理作用。人体造血干细胞由于存在部位不同，产生不同效能。一部分存在于干细胞池，是人体造血细胞再生的储备库，以适应和满足各种状态下造血需要；另一部分存在于增殖池，这些细胞不断增殖更新，以弥补因细胞衰老或丢失所致血细胞不足，维持人体血流平衡。

（五）与免疫系统双向作用，调控骨代谢

骨骼系统与免疫系统间存在不可分割的联系。骨髓是造血的主要场所，含有造血干细胞、髓系和淋巴祖细胞，以及成熟的免疫细胞，包括B细胞、中性粒细胞、巨噬细胞和T细胞。骨骼和免疫细胞共享相同微环境，并相互作用，共同执行"骨免疫系统"功能，该系统包括骨髓中所有细胞。1972年，Horton等首次报道牙周炎中免疫细胞和骨细胞间的相互作用，在牙周炎中，细菌抗原刺激免疫细胞产生破骨细胞激活因子。2000年，Arron和Choi创造了"骨免疫学"一词，以强调在自身免疫性关节炎背景下，T细胞介导破骨细胞生成的调节。既往认为免疫系统通过T细胞、B细胞和巨噬细胞等对骨骼系统直接作用，或通过分泌细胞因子间接影响骨骼系统。近期也有研究者提出，骨免疫作用并不局限于免疫系统对骨代谢单向影响，骨细胞也可调节免疫系统，包括骨祖细胞在造血干细胞调节中的作用以及成骨细胞介导的骨与恶性肿瘤间的动态相互作用。T细胞与破骨细胞关系的建立标志着骨免疫学的开端，RANKL/RANK/OPG信号通路则是连接骨骼系统与免疫系统的重要纽带。

对破骨细胞生成中RANKL-RANK轴下游信号通路的阐明揭示了骨骼和免疫细胞间许多共享分子和信号机制。骨细胞来源的RANKL与破骨细胞祖细胞表达的RANK结合导致信号级联激活，包括通过衔接蛋白TRAF6的有丝分裂原活化蛋白激酶和核因子κB通路。RANK与来自含有免疫球蛋白样受体（例如，TREM2、SIRPβ1、OSCAR、PIRA和FcγRIII）的基于免疫受体酪氨酸的激活基序（ITAM）的信号协同。信号分子，如酪氨酸激酶SYK、BTK和TEC，以及衔接分子BLNK和SLP76，在RANK和ITAM的下游被激活，并导致磷脂酶Cγ介导的钙信号激活。这些细胞内信号级联最终导致活化T细胞转录因子核因子1（NFATc1）的诱导和激活，引起破骨细胞生成的上调。

（六）储备钙磷盐，调节电解质平衡

骨是人体钙磷的储备仓库，与体内钙磷代谢有密切关系。钙离子与肌肉的收缩有关，在血中要保持一定浓度，血中钙与骨中钙不断交换。磷是神经组织重要组成部分，同时与ATP形成有关。骨内矿物质储备使骨具有刚性，钙和磷酸盐等矿物质像骨中的"水泥"，形成晶体在胶原纤维附近沉积。这些矿物质不仅赋予骨硬度，且能从骨中释放，并作为极其重要的化学元素对人体起作用。同时，骨髓腔内黄骨髓富含脂肪细胞，在机体内起营养骨质、储备能量的作用。

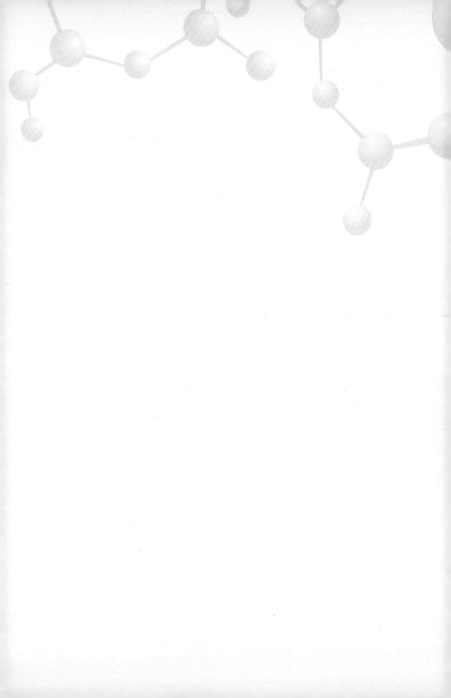

第二章

骨疾病的病理生理

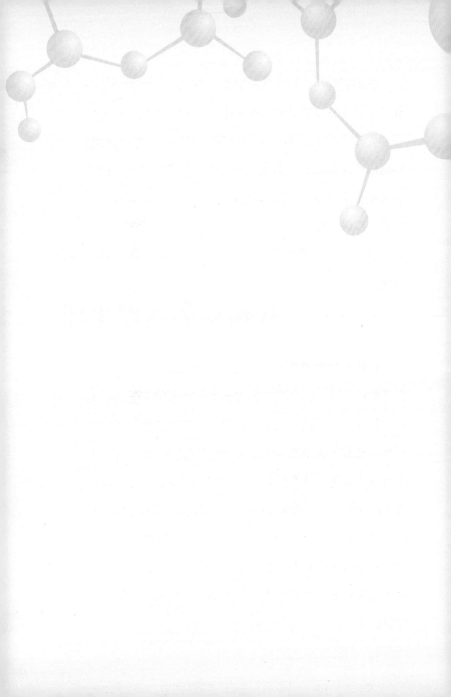

骨的病理生理主要是指机体因先天或后天性因素破坏或干扰了正常骨代谢和生化状态，导致骨生化代谢障碍而发生骨疾患。本部分主要陈述骨疾病、骨外疾病、肿瘤治疗所导致的代谢性骨病的病理生理变化。代谢性骨病是指各种原因所致的以骨代谢紊乱为主要特征的骨疾病，以骨重建紊乱所致的骨转换率异常、骨量和骨质量改变，骨痛、骨畸形和易发病理性骨折为主要临床表现。

一、骨疾病导致的骨病理生理变化

（一）骨质疏松症

骨质疏松症是多种原因导致骨密度和骨质量下降，骨微结构破坏，造成骨脆性增加，从而易发生骨折的全身性骨病。骨质疏松症分为原发性、继发性两大类。原发性骨质疏松症又分为绝经后骨质疏松症（Ⅰ型）、老年性骨质疏松症（Ⅱ型）和特发性骨质疏松。继发性骨质疏松包括任何可明确病因的骨质疏松，病因较多，主要有内分泌性疾病、骨髓增生性疾病、药物性骨量减少、营养缺乏性疾病、慢性疾病、先天性疾病、失用性骨丢失及其他能引起骨质疏松的疾病和因素，其病理生理变化如下。

1.内分泌因素相关骨质疏松症的病理生理改变

性激素、糖皮质激素、生长激素、胰岛素、甲状腺激素、甲状旁腺素、降钙素等激素在骨代谢调节中发挥着重要作用，与骨疾病密切相关。其骨的病理生理变化详见骨外疾病导致的骨的病理生理变化。

2.营养因素相关骨质疏松症的病理生理改变

肿瘤等消耗性疾病可引起蛋白质、钙、磷、维生素及微量元素摄入不足或过度消耗。蛋白质含量过低对钙的平衡和骨钙含量起负性调节作用。实验证实，体内蛋白含量低会减少胰岛素样生长因子Ⅰ，该因子通过刺激肾脏无机磷运转和1，25（OH）$_2$D$_3$的合成而在钙磷代谢中起重要作用，将导致骨量和骨强度减低。血磷含量与年龄呈明显负相关，老年人由于血磷降低、维生素K缺乏可影响骨钙素的羧化，未羧化骨钙素升高可加速骨量丢失，加重骨质疏松。

3.失用因素相关骨质疏松症的病理生理改变

随着年龄增长，户外运动减少是老年人易患骨质疏松症的重要原因。机体负荷可增加骨转换率，刺激成骨细胞生物活性，增加骨重建和骨量积累。长期坚持有规律负重行走或跑步、爬楼梯，可增加椎体骨密度。研究表明，若卧床1周，椎骨矿信号降低0.9%，当骨矿物质含量减少30%时极易发生骨折。此外，老年人行动不便，户外运动及日照减少，使维生素D合成降低，60岁以上老年人血中1，25（OH）$_2$D$_3$含量比20岁青年人下降30%，维生素D合成降低可使肠道钙磷吸收下降，使骨形成及骨矿化降低，增加骨质疏松风险。

（二）佝偻病

维生素D缺乏、日光紫外线照射不足、生长过速、胃肠道疾病、肝脏疾病及呼吸道感染等原因都可影响维生素D及钙、磷的吸收和利用，而引起佝偻病。其主要病理生理变化表现在骨骼，骨生长由于无机物质显著减少而停止在软骨或骨样组织阶段，因钙盐不足不能完全骨化，导致骨骺软骨增生，骨骺增大；原有骨质脱钙或被吸收，出现骨质软化，继而骨干因负重发生畸形。组织病理学观察发现，佝偻病患儿骺板肥大细胞层增厚，且异常钙化，而静止层及增殖层无改变。成熟细胞柱状排列消失，轴向厚度和宽度增加，先期钙化带未能发生钙化，导致血管有趋向地长入生长板。原始松质区钙化障碍，导致干骺端各种畸形。

（三）骨的原发肿瘤或转移性肿瘤

病理性骨折指在某些疾病基础上出现的骨折,最常见原因是骨的原发或转移性肿瘤，特别是溶骨性原发或转移性肿瘤。原发性良性骨肿瘤如骨囊肿、非骨化性纤维瘤、动脉瘤样骨囊肿、内生软骨瘤等，原发性恶性骨肿瘤如骨肉瘤、Ewing肉瘤等，转移性骨肿瘤如转移性肾癌、乳腺癌、肺癌、甲状腺癌等，以上骨的原发瘤或转移瘤均可致骨质破坏，从而发生病理性骨折。

其他可能导致病理性骨折的因素还有骨质疏松、内分泌紊乱以及骨与软骨的发育障碍性疾病等。与单纯外伤性骨折不同，病理性骨折的骨骼预先被某些病侵蚀、破坏、蛀空，再遇到轻微的外力，甚至没有外力只因自身的重力作用就可以自发骨折。

（四）骨感染

急性骨髓炎的病理生理变化：感染开始后48 h细菌毒素即可损害干骺端的毛细血管循环，在干骺端生成脓液，经过哈弗氏系统和福尔克曼管进入骨膜下，使骨膜剥离，导致骨质破坏、坏死，与由此诱发的修复反应（骨质增生）同时并存。早期以破坏和坏死为主，骨皮质内层接受干骺端的血液供应，血供受损后，骨质坏死，肉芽组织将其与存活的骨分开，形成死骨片，骨膜反应生成新骨称为包壳，包裹感染骨和坏死骨，而后包壳出现缺损形成骨瘘和窦道，引流脓液。后期以骨增生为主。

慢性骨髓炎的病理生理变化：从急性骨髓炎到慢性骨髓炎是一个逐渐发展变化过程，不能机械地按时间划分。若在急性期未能得到及时恰当治疗，形成死骨，虽脓液穿破皮肤后得以引流，急性炎症逐渐消退，但因死骨未能排出，其周围骨质增生，成为死腔。有时大片死骨不易被吸收，骨膜下新骨不断形成，可将大片死骨包裹起来，形成死骨外包壳，包壳常被脓液侵蚀，形成瘘孔，经常有脓性分泌物自瘘管流出。如是反复发作，成为慢性骨髓炎。

骨结核的病理生理变化：骨结核多为血源性，好发部位在长骨端，多累及骨骺，并扩展至关节腔。除长骨外，脊椎的发病率很高。在结核性肉芽组织内有干酪样坏死。骨组织变化以溶骨为主，少有新骨形成。病程进展缓慢，病变可扩展至软组织，形成灰白色、实质性或半实质性的干酪样坏死物质，积聚在软组织内，无急性炎症表现，称为寒性脓肿。例如脊柱结核的病变开始是在椎体，而后侵袭椎间盘和邻近椎体，病变的椎体由于溶骨性破坏造成塌陷，脊柱向后成角畸形。当结核扩展至骨膜和邻近软组织时，则形成椎旁脓肿，若脓肿穿破后，可沿肌肉、血管和神经扩散至远近组织。骨破坏可长期存在，愈合很慢。

（五）其他全身性骨病

骨质软化症是以新近形成的骨基质矿化障碍为特点的一种骨骼疾病。表现为骨组织中新生的类骨上矿物盐沉着不足，骨样组织增加，骨质软化，致使脊柱、骨盆及下肢长骨抗应力强度减弱而出现畸形和不全骨折。其基本病理变化为骨内膜的骨化受损，骨质仍保持原来吸收的规律，但新骨形成发生缺陷，以致大量骨密质为骨松质所取代，皮质变薄而骨松质的骨小梁也变小、纤细。骨骼抗应力的强度逐渐减弱，在应力的作用下产生弯曲畸形及病理骨折。

佩吉特骨病又称变形性骨炎、畸形性骨炎，是一种骨的慢性疾病，表现为病变骨变形、肿胀和变软。该病可累及任何骨，但最常见的是骨盆、股骨、颅骨、胫骨、脊柱、锁骨和肱骨。正常情况下，破骨细胞和成骨细胞的代谢是处在一个动态平衡状态，以维持骨的正常结构和完整性。在畸形性骨炎中，破骨细胞和成骨细胞在骨的某些区域变得异常活跃，它们在这些区域的代谢速度超常地增加。这些过度活跃的代谢区域不断扩大而骨的结构却变得异常，使骨变得脆弱。特点是失控的破骨细胞所致的溶骨性损害，伴继发性骨形成增加，但新生骨的排列不规则，故易发生病理性骨折。

纤维性骨营养不良综合征（mccune-albright syndrome，MAS）为临床罕见且极为复杂的综合征，其典型三联征表现为青春期早熟、纤维性结构不良及牛奶咖啡斑。MAS基因突变发生于胚胎早期，骨骼中GNAS基因突变激活Gas蛋白，后者可致骨骼干细胞分化受损而形成离散的膨胀性纤维性结构不良病变，临床表现为骨折、骨骼疼痛及运动功能障碍。MAS可导致孤立或多发性纤维性结构不良，最常累及颅骨、股骨近端和骨盆。

二、骨外疾病导致的骨病理生理变化

（一）肾脏疾病引起的骨病理生理变化

肾性骨营养不良（renal osteodystrophy），是由慢性肾功能衰竭导致的骨代谢病，表现为钙磷代谢障碍、酸碱平衡失调、骨骼畸形。肾功能不全时，氧化磷酸化过程发生障碍，维生素D在肾脏的代谢产物1, 25（OH）$_2$D$_3$

生成下降，线粒体的钙结合作用及细胞内的钙转运均受到影响，从而使钙吸收降低。当肾小球滤过率低于10 mL/min时，尿磷排泄降低而血磷升高，低血钙继发甲状旁腺功能亢进使骨吸收增加，这也导致了血磷的升高。此外，肾功能不全患者由于酸性代谢产物不易排出，常合并有酸中毒。由于尿排泄H^+障碍而使体液H^+升高，引起代谢性酸中毒，而使骨钙释出。

（二）肝脏疾病引起的骨病理生理变化

肝性骨营养不良（hepatic osteodystrophy disease, HOD）也称肝性骨病，是慢性肝病相关的一种骨病。国外已有报道，其发生率为11%~53%，表现为骨质疏松及骨质软化。HOD是以全身骨量减少，骨小梁变细、断裂、数量减少，皮质骨多孔、变薄，骨脆性增高，骨折危险性增加为特征的一种全身性骨病。肝病时，肝脏25-羟化酶的活性降低，肝脏合成25-OH-D$_3$减少，继而1, 25（OH）$_2$D$_3$的含量大幅降低。1, 25（OH）$_2$D$_3$的主要功能是通过促进肠钙吸收、肾小管重吸收钙和促进小肠磷的转运来提高血浆钙磷浓度。故而肝病患者钙磷代谢障碍，持续日久即可引起代谢性骨疾病。

（三）甲状腺疾病引起的骨病理生理变化

甲状腺腺瘤、甲状腺功能亢进等疾病可引起甲状腺激素大量分泌。大量甲状腺激素对骨骼有直接作用使骨吸收和骨形成同时加强，但以骨的吸收更为突出，致骨量减少。甲状腺功能亢进患者全身代谢亢进，骨骼中蛋白基质不足，钙盐沉积障碍也是发生骨密度减低的原因。$1,25(OH)_2D_3$ 是维生素 D 活性激素，它能增加肠道对钙和磷的吸收刺激骨的生长和骨矿物化。由于大量甲状腺激素影响肾 $1-\alpha-$ 羟化酶活性，干扰了 $1,25(OH)_2D_3$ 分解代谢，甲状腺功能亢进时 $1,25(OH)_2D_3$ 水平降低，而使肠道吸收钙减少，粪钙排出增多肾回收钙减少，肾排出钙增加。胶原组织分解加强尿羟脯氨酸排出增加，造成负钙平衡。

甲状腺髓样癌可分泌降钙素（calcitonin，CT）。降钙素是一种重要参与钙磷代谢调节的多肽类激素，主要生理作用是降低破骨细胞的数量、抑制破骨细胞的活性，减少骨吸收；抑制小肠对钙离子的吸收，降低体内血钙浓度，使血中游离钙沉积于骨组织中；抑制肾小管远端对钙磷的重吸收，增加尿钙排泄；还可直接作用于人成骨细胞，刺激成骨细胞增殖和分化。

（四）甲状旁腺疾病引起的骨病理生理变化

甲状旁腺素（parathyroid hormone，PTH）的异常增高通常由甲状旁腺腺瘤引起。甲状旁腺素是含有84个氨基酸的碱性单链多肽，对维持机体钙磷平衡和调节骨代谢起着重要作用。PTH对组织各种细胞，如间质细胞、原始骨细胞、前破骨细胞、破骨细胞、前成骨细胞、成骨细胞及骨细胞均有影响。PTH可动员骨细胞，发挥其溶骨吸收作用同时促进少数无活性的前破骨细胞变为有活性的破骨细胞，加快溶骨吸收作用，致骨钙盐外流血清钙上升，骨丢失大于骨形成。

（五）糖尿病引起的骨病理生理变化

糖尿病患者由于胰岛素相对或绝对不足导致蛋白质合成障碍，体内呈负氮平衡，骨有机基质生成不良骨氨基酸减少，胶原组织合成障碍，肠钙吸收减少骨质钙化减少。此外，糖尿病患者因高尿糖渗透性利尿，导致尿钙磷排出增多及肾小管对钙、磷回吸收障碍，导致体内负钙平衡引起继发性甲状旁腺功能亢进，进而PTH分泌增加，骨质脱钙，进一步加重骨质损害。

（六）脑垂体疾病引起的骨病理生理变化

垂体前叶嗜酸性粒细胞肿瘤或增生，分泌过量的生长激素，出现垂体功能亢进。在儿童时期发病者，即过度生长，为巨人症。其骨的病理生理变化为：软骨细胞生长活跃，无正常排列，呈杂乱无章状态。细胞间的基质增加，新生血管和成骨间质细胞增多，成骨活跃。在骨膜下，成骨细胞繁殖加速，新骨形成较多。在成人骨骺闭合后发病者，发展为肢端肥大症。其骨的病理生理变化为：全身骨骼及软组织皆增生、肥大、皮肤变厚。骨的改变因骨膜生骨和某些部位的软骨内生骨造成皮质异常增厚，这种变化在下颌骨、额部、手足趾更明显。

在儿童早期，由于先天性垂体前叶发育不良或压迫性病变导致垂体萎缩等原因，所引起的脑垂体功能低下者，身材矮小，称垂体性侏儒症。其骨的病理生理变化为：骨骺板恒存及骨骺停止生长，骨骺板的主要改变为干骺端与骨板之间形成一薄的致密骨层，封闭了干骺端的骨髓腔。

（七）卵巢或睾丸疾病引起的骨病理生理变化

女性卵巢疾病，如多囊卵巢综合征、卵巢囊肿、卵巢癌等，可引起机体雌激素水平的改变。骨组织是雌激素作用的重要靶组织，雌激素受体 α 和 β 在骨和骨髓中广泛表达。雌激素主要通过与雌激素受体 α 作用发挥骨代谢调节作用。雌激素与受体结合后，通过多种途径调节成骨细胞和破骨细胞活性，参与骨代谢活动。雌激素可抑制氧化应激反应，促进成骨细胞增殖，抑制成骨细胞凋亡，延长成骨细胞生存时间，促进胶原合成，促进骨形成蛋白合成，提高骨矿化；雌激素对破骨细胞的抑制作用可分为直接作用和间接作用，直接作用是通过雌激素与雌激素受体结合介导产生的，间接作用主要是利用成骨细胞与免疫细胞分泌的细胞因子，通过抑制破骨细胞活性，诱导破骨细胞凋亡维持骨密度，保护骨组织。此外，雌激素还可通过钙代谢调节系统影响骨代谢活动。

男性睾丸疾病，如无睾症、双侧隐睾、先天性曲细精管发育不全等，可引起机体雄激素水平的改变。睾酮在骨骼的生长代谢、骨量维持及抗骨量丢失方面均起着重要作用。儿童期表现尤为突出，如促进骨骼肌发育、促进骨骼中钙盐沉积，使骨骼增厚生长等作用；青春期主要增加骨松质与骨皮质的骨量，对达骨峰值起着重要作用；成年后则主要促进骨形成并抑制骨吸收，并与其他调节骨代谢的激素共同维持骨量，调节骨代谢。

三、肿瘤治疗引起的骨病理生理变化

（一）化疗药物引起的骨病理生理变化

许多化疗药物可对骨骼系统产生影响，导致代谢性骨病的发生。甲氨蝶呤可通过减少成骨细胞活性、增加破骨细胞生成而引起骨质疏松，长期大剂量应用甚至导致甲氨蝶呤骨病；环磷酰胺可引起成骨细胞损伤造成骨发育不全，并影响骨代谢；异环磷酰胺有激素依赖性骨作用，剂量≥50 g/m²或联合顺铂时，可产生暂时性或永久性肾小管损伤、导致肾磷阈降低，磷的重吸收减少，严重者可致低磷血症性骨软化症；阿霉素通过抑制成骨细胞使骨髓质和骨皮质的厚度下降；干扰素α（INF-α）通过影响成骨细胞—破骨细胞系统来抑制骨增生；糖类皮质激素通过影响成骨细胞的活性，增加骨吸收，降低钙吸收，导致继发性甲状旁腺功能亢进，进而导致骨量丢失。

（二）放疗引起的骨病理生理变化

头颈部癌和颅内肿瘤放射治疗后，引起生长激素不足。放射剂量与生长激素反应呈逆向关系。下丘脑—垂体放射量超过24 Gy，可导致生长激素缺乏，生长激素分泌受损，骨密度下降。急性淋巴细胞性白血病治疗中

的颅脑放疗损伤丘脑下部，导致性腺反馈调节系统破坏，促性腺激素降低，进而易发生代谢性骨病。此外，放疗后的病人不愿意进食，钙与维生素D吸收有限，易造成骨软化症和骨质疏松症。

(三) 内分泌治疗引起的骨病理生理变化

芳香化酶抑制剂，如阿那曲唑、来曲唑等，是绝经后乳腺癌患者骨丢失危险因素。雌激素可促进破骨细胞凋亡，抑制骨吸收并促进成骨细胞分化，芳香化酶抑制剂能够降低雌激素水平，从而加速患者的骨丢失，增加骨折风险。促性腺激素释放激素类药物，如亮丙瑞林、戈舍瑞林、曲普瑞林等，也会引起骨质疏松，增加骨折风险。

第三章

肿瘤相关骨损伤的评估与实验室检查

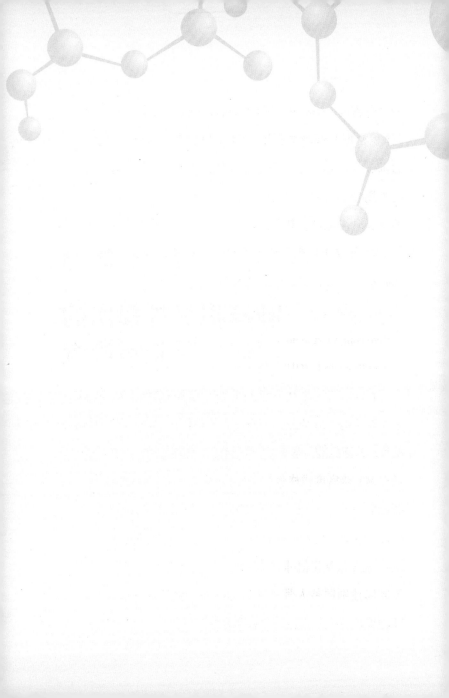

一、骨密度的检查

骨密度（bone mineral density，BMD）是指单位体积（体积密度）或者单位面积（面积密度）所含的骨量。目前，无创性评价BMD的方法较多，一般通过对脊柱与外周骨不同部位的皮质与骨小梁的骨量进行测量，判断有无骨质疏松及其程度。现可用来评估骨量的主要技术方法有双能量光子吸收测量法（dual photon absorptiometry，DPA）、双能量X线吸收测量法（dual energy X-ray absorptiometry，DXA）、定量计算机断层扫描（quantitative computed tomography，QCT）和定量超声（quantitative ultrasound，QUS）等。

目前公认的骨质疏松症诊断标准是基于DXA测量的结果。对于绝经后女性、50岁及以上男性，建议参照WHO推荐的诊断标准，基于DXA测量的中轴骨（腰椎、股骨颈或全髋）骨密度或桡骨远端1/3骨密度对骨质疏松症的诊断标准是T值≤-2.5。对于儿童、绝经前女性和50岁以下男性，其骨密度水平的判断建议用同种族的Z值表示，Z值=（骨密度测定值-同种族同性别同龄人骨密度均值)/同种族同性别同龄人骨密度的标准差。将Z值≤-2.0视为"低于同年龄段预期范围"或低骨量。

二、骨代谢指标

（一）一般生化标志物

1.血钙

反映钙稳态的基本指标主要为血清总钙和游离钙。血液中约50%钙与白蛋白及球蛋白结合，而未与蛋白质结合的钙称为游离钙。血清总钙受白蛋白影响，结合钙受血pH值影响，游离钙受甲状旁腺素、维生素D和降钙素等的精细调控，能更准确地反映钙代谢状态。成人血清总钙正常值范围2.2~2.7 mmol/L，血钙异常时，应考虑人血白蛋白、血液稀释或浓缩及其他因素的影响，并进行校正。校正公式：血清总钙校正值（mmol/L）=血钙测量值（mmol/L）+0.02×[40−人血白蛋白（g/L）]。血游离钙可用游离钙测定仪检测，其正常水平为（1.18±0.05）mmol/L。血钙增高见于甲状旁腺功能亢进症、维生素D中毒、甲状腺功能亢进症、多发性骨髓瘤、肿瘤骨转移、阿狄森病、结节病等。血钙降低见于甲状旁腺功能减退症、慢性肾功能不全、佝偻病、软骨病、吸收不良性疾病、大量输入柠檬酸盐抗凝等。

2.尿钙

临床上常用24 h尿钙排出量或尿钙/肌酐比值反映0

尿钙排泄水平。通常 24 h 尿钙排出量>7.5 mmol（300 mg）为高尿钙症；低尿钙症的判断需考虑钙摄入量、尿钙排出量和血钙水平等因素，目前尚无公认标准。引起尿钙增加的常见原因包括钙摄入过多、骨吸收加快等疾病（如甲状旁腺功能亢进症、库欣综合征、甲状腺功能亢进症、肾小管酸中毒、肿瘤骨转移或恶性骨肿瘤等）、长期制动、慢性代谢性酸中毒、维生素 D 过量或中毒、结节病等。引起尿钙减少的主要原因有维生素 D 缺乏、代谢性碱中毒、佝偻病、骨软化症等。

3.血磷

磷是人体必需营养素，也是多种组织和骨骼的重要组成成分。血磷主要指以磷酸盐形式存在的无机磷，约 12% 与蛋白结合，不能从肾小球滤过。磷在体内具有重要生理作用，与骨转换和骨骼矿化密切相关。血磷正常范围与年龄相关，成人为 0.84~1.45 mmol/L（2.6~4.5 mg/dL），儿童较高，为 1.29~2.26 mmol/L（4~7 mg/dL）。需注意的是，血磷受饮食影响。血磷浓度升高见于肾功能衰竭、甲状旁腺功能减退症、恶性肿瘤、肢端肥大症、骨骼快速丢失等。血磷减低见于甲状旁腺功能亢进症、维生素 D 缺乏、低血磷性佝偻病或骨软化症、范可尼综合征、肾小管性酸中毒或其他肾小管疾病等。

4.尿磷

临床上常用24 h尿磷排出量、尿磷/肌酐比值反映尿磷排泄水平。尿磷排出量受多种因素影响，主要包括来源于肠道、骨骼和软组织的磷含量、肾小球磷滤过率和肾小管磷重吸收率等。理论不同年龄阶段的肾磷阈值为0.87~1.32 mmol/L。若低磷血症患者的尿磷水平无减少，即提示不适当性尿磷排泄增加，多见于PTH分泌过多、成纤维细胞生长因子-23（fibroblast growth factor-23，FGF-23）水平升高、范可尼综合征、低血磷性佝偻病或骨软化症等。

（二）骨代谢调控激素

1.甲状旁腺激素

甲状旁腺激素（PTH）是调节血钙水平的主要激素，其重要的生物效应有：①升高血钙浓度；②降低血磷浓度；③通过降低肾小管对磷的再吸收，增加尿中磷的排泄量；④增加肾小管对钙的再吸收，降低钙经尿丢失（尿钙）。高血钙会抑制PTH分泌，而低血钙则促进PTH的分泌。维生素D的缺乏会导致PTH的作用减弱，在使用大剂量激素的情况下可得到纠正。PTH对骨形成和骨吸收具有双重效应，持续大剂量PTH促进骨吸收，间歇性小剂量PTH促进骨形成。PTH还可提高骨形态发生蛋白2（BMP2）的表达和功能，刺激骨形成。PTH对肾脏的直接作用是促进远曲小管对钙的重吸收，抑制近曲小管对磷的重吸收，使磷酸盐重吸收下降，对维持钙环境稳定起很重要的作用。

2.维生素D

维生素D是一类胆固醇衍生物的总称，是调节钙磷代谢的重要物质。可升高血钙与血磷，有利于骨质矿化和骨形成。其协助小肠吸收钙，对骨矿物质的沉积必不可少。在缺乏维生素D时会产生软骨钙化过程和骨样组织矿质化过程受阻，骨生长中出现佝偻病和骨软化症。相反则会刺激PTH，产生骨质吸收，使血清钙水平增高，钙转移性沉积，增加尿排泄，形成磷酸钙管型和结石。外源性1，25（OH）$_2$D$_3$能选择性刺激骨母细胞的活性，不会增加骨的破坏，补充适当钙饮食在治疗某些骨质减少性疾病是很有用的。

3.降钙素

降钙素（CT）由甲状腺滤泡旁细胞合成和分泌的，是通过靶细胞发挥其功能，主要由肾脏代谢。CT降低血钙是通过抑制破骨细胞与增加尿钙排出来实现的，对于高钙状态者作用明显，而对正常血钙者无明显降血钙作用。低血磷的发生是降钙素直接作用的结果，增加了磷从血浆进入软组织和骨的量，以及抑制了骨的吸收。降钙素最初可增加骨形成，但长期服用会导致骨形成和骨吸收都减少。

（三）骨形成标志物

1.骨特异性碱性磷酸酶

碱性磷酸酶（alkaline phosphatase，ALP）是指碱性条件下水解多种磷酸酯并具有转磷酸基作用的一组糖蛋白酶。骨特异性碱性磷酸酶（bone specific alkaline phos-phatase，BALP）是成骨细胞的一种细胞外酶，其主要作用是在成骨过程中水解磷酸酶，为羟基磷灰石的沉积提供磷酸，同时水解焦磷酸盐，解除其对骨盐形成的抑制作用，有利于成骨。BALP参与骨形成过程，在血清中稳定，是成骨细胞成熟和具有活性的标志。BALP被认为是最精确的骨形成标志物之一。BALP能够反映骨细胞的形成和活动状态，稳定性好，半衰期长。它的定量测定与动态观察对骨代谢疾病的早期诊断、治疗效果的监测、病情预后的判断等提供有效的依据。血清

BALP检测的参考范围，男性：11.6~20.1 μg/L，女性绝经前：8.5~14.3 μg/L，女性绝经后：12.5~22.4 μg/L（化学发光法Access2）。ALP和BALP的增高可见于变形性骨炎（Paget's病）、原发和继发性甲状旁腺功能亢进、甲状腺功能亢进、骨转移癌等。应用双膦酸盐类药物治疗骨质疏松可以使BALP下降，而这种下降往往在骨密度增加之前，所以BALP是骨质疏松治疗疗效评价的重要指标之一。

2.骨钙素

骨钙素（bone glaprotein，BGP或osteocalcin，OC）又称为γ-羧基谷氨酸骨蛋白（R-hydroxy glutamic acid protein，GLa蛋白），属于非胶原酸性糖蛋白，是一种维生素K依赖性钙结合蛋白，是骨组织中含量最丰富的非胶原蛋白，占非胶原蛋白的10%~20%，主要由成熟的成骨细胞（OBs）、成牙质细胞和增生的软骨细胞合成，是骨基质矿化的必需物质。BGP反映了骨代谢的总体水平，是反映骨形成的特异性生化指标，不仅参与骨吸收的调节，更重要的是参与基质的矿化过程及成骨细胞分化，与骨转换相关，能够维持骨的正常矿化速率，抑制软骨的矿化速率，并抑制骨异常的羟磷灰石结晶形成。

因此，BGP通常被认为是反映骨形成的生化指标。另外，抗骨吸收药物可使BGP水平下降，刺激骨形成治疗则使BGP水平上升。血清骨钙素检测的参考范围，健康女性绝经前：11~43 ng/mL，健康女性绝经后：15~46 ng/mL，女性骨质疏松症：13~48 ng/mL，健康男性18~30岁：24~70 ng/mL，健康男性30~50岁：14~42 ng/mL，健康男性50~70岁：14~46 ng/mL（电化学发光法Cobase）。血清骨钙素浓度升高主要见于变形性骨炎（Paget's病）、成骨性骨转移瘤、甲状旁腺功能亢进症、尿毒症等，提示骨形成速率加快，老年性骨质疏松症可有轻度增高。BGP水平与绝经后骨质疏松的骨丢失率明显相关，其BGP升高明显，雌激素治疗2~8周BGP可下降50%以上。

3. Ⅰ型前胶原C-端前肽/N-端前肽

Ⅰ型胶原是人体内含量最丰富的胶原类型，也是矿化骨中唯一的胶原类型，其合成与分解的代谢产物可间接反映骨转换的状况。Ⅰ型胶原衍生自一个较大的蛋白，即Ⅰ型前胶原。前胶原去除下来的羧基端附加肽段称Ⅰ型前胶原羧基末端肽（PICP），氨基端附加肽段称Ⅰ型前胶原氨基末端肽（PINP）。PICP或PINP在血清中的含量反映成骨细胞合成骨胶原的能力，可用于监测成骨细胞活力和骨形成。其血液中的含量主要反映Ⅰ型胶原的合成速率和骨转换的情况，是新骨形成特异性的敏感指标。在众多骨代谢指标中，PICP、PINP在预测骨质疏松的发生、评价骨量、监测抗骨质疏松疗效等都有较高的特异性和敏感性，PINP表现得尤为明显，且不受激素影响，在临床研究和应用中有着重要的意义。因此，推荐空腹血清PINP为反映骨形成敏感性较高的标志物。血清Ⅰ型前胶原羧基末端肽（PICP）检测的参考范围：女性 50~170 μg/L，男性 38~202 μg/L（酶联免疫分析法）。血Ⅰ型前胶原氨基末端肽（PINP）检测的参考范围：女性 31.7~70.7 ng/mL，平均 21~78 μg/L（酶联免疫分析法）。

骨代谢疾病、肾功能不全患者血清总PINP升高。儿童发育期、妊娠晚期、骨肿瘤、骨转移、畸形性骨炎、酒精性肝炎、绝经后妇女、肺纤维化、严重肝损害等血清PICP升高。

4.骨保护素

骨保护素（ostoeprotegerin，OPG）又称护骨素、骨保护蛋白、破骨细胞生成抑制因子，在骨髓基质细胞、成骨细胞、成纤维细胞等细胞中均有表达。OPG主要通过OPG/核因子κB受体活化因子（RANK）/RANK配体（RANKL）系统发挥调节骨代谢作用。OPG的主要作用是影响骨代谢，可抑制破骨细胞（OCs）发生，并促进成熟OCs的凋亡。血清OPG水平随年龄的增长而增加，并受种族、检测试剂等多种因素的影响，正常血清OPG参考值目前尚未统一确定。OPG水平增高可见于：类风湿关节炎、强直性脊柱炎、前列腺癌、肺癌；而肿瘤转移引起的溶骨性破坏OPG表达明显降低。

（四）骨吸收标志物

1.抗酒石酸酸性磷酸酶

抗酒石酸酸性磷酸酶（tartrate resistant acid phosphatase，TRACP）是酸性磷酸酶6种同工酶中的一种，在肺泡巨噬细胞和破骨细胞中含量丰富。在正常人血清中，TRACP以两种不同的糖基化形式存在，即TRACP-5a和TRACP-5b。其中TRACP-5a主要来源于炎性巨噬细胞，而TRACP-5b则主要来源于破骨细胞。TRACP-5b由于其特异性高、不受昼夜变化、饮食、肝、肾疾病影响，故在监测骨代谢方面有重要作用。TRACP-5b作为第2代骨吸收标志物，是一个高特异性和敏感度的骨吸收指标。TRACP-5b血清、血浆检测的参考范围：女性绝经前0.5~3.8 U/L，绝经后0.5~4.8 U/L，男性0.5~3.8 U/L（色谱法）。TRACP增高见于甲状旁腺功能亢进、畸形性骨炎、骨转移癌、慢性肾功能不全及绝经后骨质疏松症；降低见于甲状腺功能减退症。恶性肿瘤骨转移造成骨代谢活跃，主要表现为骨吸收大于骨形成，血清中TRACP-5b升高。

2. I型胶原交联羧基末端肽

I型胶原交联羧基末端肽（type I collagen carboxy-terminal peptide，CTX）反映了破骨细胞骨吸收活性，其升高程度与破骨细胞活性增高的程度相一致，是骨吸收的重要生化标志物，是使用最为广泛的胶原降解标志物。CTX与骨重吸收程度相关，对抗骨吸收治疗反应迅速而灵敏，检测血清CTX水平可以预测转换异常的严重程度，并作为临床评估骨转换相关疾病的重要参考指标。CTX的参考范围，女性绝经前：均值0.299 ng/mL；女性绝经后：均值0.556 ng/mL；男性30~50岁：均值0.3 ng/mL；男性50~70岁：均值0.304 ng/mL；男性超过70岁：均值0.394 ng/mL（电化学发光法Cobase）。骨质疏松症、Paget′s病、多发性骨髓瘤和肿瘤骨转移等患者血清 CTX 水平升高。

3.Ⅰ型胶原交联氨基末端肽

Ⅰ型胶原交联氨基末端肽（N-telopeptide of type Ⅰ collagen，NTX）是骨胶原在肝脏中降解后尿中出现的一种稳定的最终产物，主要反映破骨细胞骨吸收活性，可灵敏地反映骨代谢的变化，是评价骨形态计量学骨吸收的重要参数，被认为是诊断骨吸收破坏特异性较高的指标，对代谢性骨病的早期预防、诊断与鉴别诊断、治疗转归判断具有重要意义。在多种用于肺癌骨转移诊断的血清学指标中，尿 NTX 是诊断骨转移最有效的标志物。NTX 的代谢几乎不受食物影响，晨起和夜间的尿 NTX 最能反映骨吸收情况。临床上 NTX 常在尿液中测定。NTX 在尿液中检测的参考范围，女性绝经前：5~65 nmol BCE/mmol Cr，男性：3~63 nmol BCE/mmol Cr；在血清中检测的参考范围，女性：6.2~19 nmol BCE/L，男性：5.4~24.2 nmol BCE/L（酶联免疫测定法）。骨质疏松、原发性甲状旁腺功能亢进症、畸形性骨炎、甲状腺功能亢进症、肿瘤骨转移和多发性骨髓瘤等都观察到 NTX 水平的升高。

肿瘤相关骨损伤的
临床表现、诊断及治疗

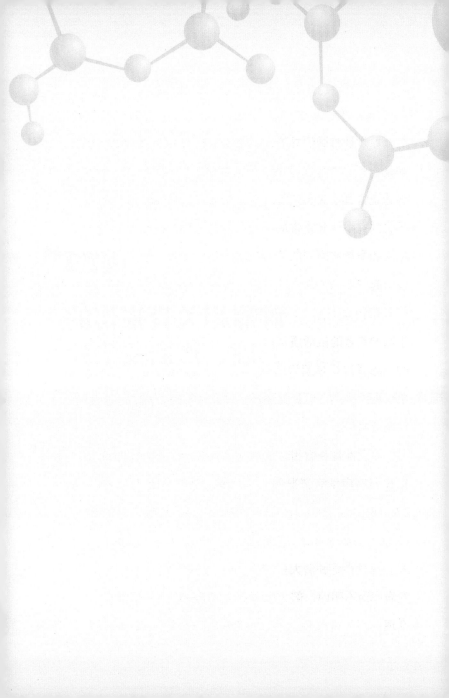

一、原发性骨肿瘤导致的骨损伤

（一）流行病学

原发性骨肿瘤导致的骨损伤，是指因原发于骨的运动系统肿瘤本身引起的骨质破坏，或者继发于肿瘤而引起的正常骨质丢失或病理性骨折等骨骼系统损伤，而损害骨的完整性和正常的生理功能。肿瘤相关骨损伤的发生率和类型在不同的原发肿瘤之间可能存在差异，但可能引起的骨痛、病理性骨折、高钙血症、脊髓神经损伤等骨骼相关事件（skeletal-related events，SREs），均严重影响患者的生活质量。因此，对存在骨并发症风险的肿瘤患者进行早期诊断和预测，改善患者的临床管理，不仅可以提高患者的生活质量，还可以为患者的后续治疗创造条件。

原发性骨肿瘤相对少见，国家癌症中心发布的2016年我国癌症发病情况的数据显示：2016年新发骨肿瘤2.6万例，发病率约为1.87/10万，其中男性略高于女性（2.11∶1.62）；死亡率约为1.33%，新增死亡人数1.8万。原发性骨肿瘤大多数为良性，但良性骨肿瘤的真实发病率尚不明确，部分患者可能因无症状而一生都难以发现。原发性恶性骨肿瘤发病率不足全部肿瘤类型的

0.2%。骨肉瘤和 Ewing 肉瘤在 10~20 岁的儿童和青少年中发病率相对较高，而普通型软骨肉瘤在中老年更常见。骨肉瘤是青少年最常见的原发性恶性骨肿瘤（发病率：0.3/10万/年）。普通型软骨肉瘤是成人最常见的原发性恶性骨肿瘤（发病率：0.2/10万/年）。Ewing 肉瘤是第三大最常见的原发性恶性骨肿瘤（发病率：0.1/10万/年）。

（二）发病机制

原发性骨肿瘤除了骨肿瘤瘤体本身或其充血直接压迫正常骨质外，破骨/成骨失衡是其导致骨损伤的重要原因，破骨细胞异常激活，分泌各类蛋白酶和酸等溶解骨组织，造成骨损伤。虽然具体的作用机制还未彻底阐明，但目前普遍认为破骨细胞的激活与以下几个方面的原因有关。

1.RANKL/OPG 比例失调

RANK-RANKL 信号通路的激活，会促进破骨细胞分化和成熟，增加骨损伤。反过来，破骨细胞的分化受到骨保护素（OPG）的抑制，OPG 由成骨细胞产生并与RANKL 结合，从而阻止与 RANK 的相互作用。RANKL 和 OPG 的比例异常导致骨损伤在乳腺癌、炎症性肠病中已经被证实。在骨肿瘤导致的溶骨性骨损伤患者中，患者血浆中的 RANKL 的水平升高、OPG 的水平降低，显示出明显的比例异常。

2.CCL3/CCR1 信号通路的异常激活

CCL3/CCR1 信号通路在引起骨损伤的多种骨肿瘤的生长、耐药等方面发挥着重要作用。研究发现，它还通过促进破骨前体细胞迁移和融合到多核 TRAP 阳性细胞中来诱导破骨细胞的发生，从而导致骨损伤的发生。

3.其他机制

破骨细胞激活相关细胞因子的异常分泌，如细胞因子 IL-1、IL-6、IL-3、IL-7、CCL-20 等在导致骨损伤的骨肿瘤患者的血浆中异常增高，这些细胞因子会促进破骨细胞分化成熟。或者，在某些类型骨肿瘤引起的骨损伤中，肿瘤细胞会分泌 Dickkopf 相关蛋白 1（Dkk-1），它能通过抑制 Wnt 信号通路，在抑制 OPG 分泌的同时促进 RANKL 的分泌。

（三）临床特征

不同类型的原发性骨肿瘤通过增加溶骨或成骨，促进肿瘤相关骨损伤的形成。溶骨性病变和成骨性病变在影像学上表现为密度的减低或增高，临床上可以通过骨破坏的类型、程度，判断骨肿瘤的临床特征。

1.骨密度减低

（1）囊状骨破坏

囊状骨破坏边界清楚，若破坏区边缘包绕有厚薄不等的致密硬化环，提示肿瘤生长缓慢且有反应骨形成，是良性骨肿瘤组织呈团块状局部生长造成的骨损伤。若囊状破坏区边界锐利、无硬化边缘，提示破坏区骨小梁残端达到肿瘤边缘，X线片显示的边界即为肿瘤真正边界，可见于良性巨细胞瘤、骨囊肿、内生软骨瘤等，提示生长速度较有硬化环包绕的肿瘤快。

（2）囊状扩张性骨破坏

骨破坏区皮质形成膨胀的菲薄骨性包壳，是肿瘤病变造成溶骨性破坏时，外层骨膜不断增生形成的骨损伤，但此时病变仍局限于骨内，这常见于良性肿瘤如骨囊肿、内生软骨瘤、巨细胞瘤、软骨黏液纤维瘤、软骨母细胞瘤等造成的骨损伤。在少数恶性肿瘤生长相对缓慢部分，或少数恶性度较低的肿瘤亦可有类似损伤的X线表现。

（3）筛孔状骨破坏

骨皮质出现多发、大小几乎均匀一致的筛孔、细线样的密度减低区，其边界不清。常见于动脉瘤样骨囊肿。有时在局限性骨质疏松时，亦可见到类似的征象。

（4）虫蚀状骨破坏

多个筛孔状骨破坏融合，在皮质处形成类似虫咬状的破坏区，在松质骨处表现为骨小梁模糊、消失，局部密度减低，边界不清。常见于恶性骨肿瘤如骨肉瘤、软骨肉瘤、纤维肉瘤和小圆细胞肉瘤。

（5）斑片状溶骨破坏

筛孔状、虫蚀状骨破坏融合后形成大片的骨质溶解缺损，X线平片呈现出大片的低密度区，局部骨皮质、骨小梁消失，边界不清、呈浸润状，常见于恶性骨肿瘤如骨肉瘤、纤维肉瘤、软骨肉瘤和血管肉瘤等。

2.骨密度增高

（1）肿瘤性新生骨

肿瘤性新生骨在X线上表现为云雾状、斑片状、象牙质样等各种形态的致密影，其密度高但无骨小梁结构。密度高而边界清楚为成熟的新生骨，是良性成骨性肿瘤造成的骨损伤X线征象，主要见于骨瘤、骨样骨瘤、骨母细胞瘤。斑片状密度增高影及磨砂玻璃样影，常见于骨纤维异常增殖症，是骨样组织的X线征象。棉团状边缘模糊，密度增高影分散存在，为生长较活跃的新生骨的X线征象，常见于恶性程度高或较早期的骨肉瘤，这种肿瘤细胞形成的骨称为瘤骨，对于诊断骨肉瘤十分重要。瘤软骨所形成的新生致密骨，在髓腔内表现为大片状或团块状，在皮质旁时可与皮质融合，当硬化均匀时，很难区别它是骨母细胞成骨或软骨母细胞成骨造成的骨损伤。

（2）肿瘤性软骨钙化

肿瘤性软骨钙化在X线上表现为小斑点状、斑片状、环弧状密度增高影，其大小不一，可仅数毫米至3厘米，钙化环是环绕在软骨成骨区外层的肥大软骨细胞基质的钙化带，提示软骨类肿瘤和骨肿瘤中存在软骨组织。环形钙化致密清晰且连续，提示良性软骨瘤，如骨软骨瘤、良性内生软骨瘤。环形钙化密度低，分散不连续或伴有软组织肿块，提示恶性软骨瘤，如软骨肉瘤、骨软骨瘤恶性变。骨软骨瘤钙化位于骨性肿物的表面，呈分叶状、菜花样边缘。内生软骨瘤钙化位于病变中心，而骨肉瘤的钙化多位于软组织肿块内，或于骨膜反应的旁侧。钙化由致密清晰变为低淡模糊及分散，或原有钙化转化为钙化消失，提示肿瘤由良性或低恶性向高恶性转化。环形钙化的X线表现应与结核脓肿的钙化、软组织脂肪瘤以及软组织海绵状血管瘤的钙化相区别，如骨结核的脓肿，脂肪瘤的低密度脂肪组织，血管瘤的钙化伴有软组织增生增厚，静脉石及钙化呈斑条状等征象。

（3）反应性新生骨

反应性新生骨表现为在骨髓内肿瘤溶骨区周围环绕着骨硬化环，肿瘤外围密度增高，是骨肿瘤造成的骨组织增生、骨化，是正常的骨组织。硬化环一般是良性骨肿瘤的X线征象，如内生软骨瘤，良性成软骨细胞瘤的密度减低区外常有硬化环包绕，恶性骨肿瘤很少在肿瘤边缘出现反应性新生骨。创伤、感染和许多全身骨疾患，也能引起骨质增生、骨化形成反应性新生骨。

3.骨膜反应

骨肿瘤骨损伤后骨膜反应X线表现有多种形态；单层、多层、葱皮样、花边样、贝壳样、针状和Codman三角等，是骨外膜间叶细胞不断增生分化，骨化后附加于骨干表面形成的骨损伤。各类骨肿瘤与骨感染、骨创伤以及骨外其他系统病变等原因所致的骨膜反应骨损伤并无本质区别，骨膜反应不能作为定性诊断依据，但却反映骨内或体内有病变，反映病变的恶性程度和病程长短。骨膜反应分连续型和中断型两种。

（1）连续型骨膜反应

良性骨肿瘤导致的骨损伤较少出现单层或多层状的骨膜反应，但常有皮质增厚，即实性骨膜反应。皮质增厚骨局部肥厚，提示肿瘤病程进展缓慢，如骨样骨瘤，较大的内生软骨瘤。在皮质外新生骨形成的同时，皮质内膜吸收超过新生骨的形成，就形成一个薄的骨包壳。若原有的骨皮质全部吸收消失，则只有一个新生骨形成的骨包壳存在，包壳形态光滑、分叶或有骨嵴，替代原始骨皮质。良性骨肿瘤多见骨包壳，如骨巨细胞瘤、内生软骨瘤、软骨母细胞瘤、软骨黏液纤维瘤。病程长、病变发展缓慢，骨包壳厚。骨包壳内面骨吸收速度不一致则有骨嵴形成，骨嵴又称骨间隔或皂泡状改变，骨嵴表面可见新骨形成，如非骨化性纤维瘤、病程长的巨细胞瘤、软骨瘤、低恶性的软骨肉瘤、纤维肉瘤。

（2）中断型骨膜反应

多数恶性骨肿瘤骨损伤均有厚薄不等和形态不同的骨膜反应。X线表现骨膜反应较薄且整齐，表示肿瘤早期、恶性程度低或距肿瘤病灶较远。骨膜反应连续、骨包壳中断，残缺不齐或边界模糊，反映肿瘤生长迅速、恶性度高，肿瘤进展突破了皮质骨与骨膜反应骨进入软组织。Codman 三角除恶性骨肿瘤外，有时在急性骨髓炎、骨膜下血肿等病变也能见到。

（四）诊断

原发性骨肿瘤导致骨损伤的诊断需要临床-影像-病理三者结合。由于骨肿瘤的临床表现特异性较低，当出现以下症状时：①疼痛，这在恶性骨肿瘤中常最先出现，骨肉瘤和 Ewing 肉瘤常有持续性的骨痛，休息或者夜间出现；②关节肿胀；③无外伤史或轻微外伤时出现关节疼痛、功能障碍等，可初步怀疑存在骨肿瘤，考虑进入下一步诊断流程，即进行影像学检查和病理学检查，进行诊断和（或）鉴别诊断。

1.影像学检查

通过临床表现初步考虑有骨肿瘤引起的骨损伤存在时，下一步应进行影像学检查，进一步明确。目前在骨肿瘤诊断方面常用的影像学技术包括 X 线片、计算机断层成像（CT）、磁共振成像（MRI）、放射性同位素骨扫描和氟脱氧葡萄糖正电子发射断层成像（FDG-PET）等。在临床应用上，各种检查方法均有其优势及不足，因此需要骨肿瘤专科的临床医生能熟悉各种影像技术的适用性，做到合理有效的应用。

（1）X线

X线片是原发性骨肿瘤骨损伤诊断过程中的首选方法，具有检查方便、价格低廉、观察范围广的特点，能够及时有效地给临床医生提供骨损伤的基本信息，如损伤的部位、边界情况，基质的特点，尤其是对骨膜反应的观察，较细微的骨膜反应都可以在X线片上观察到。X线片也有不足的地方，对一些生长迅速、侵袭性较强的肿瘤引起的骨损伤的范围判断上可能会有偏差。此外如果溶骨性骨损伤的骨性成分丢失少于50%，可能在X线平片上就不那么容易观察到。

除了X线片上提供的诊断信息外，还需结合病人年龄、病变数目、病灶所累及的系统等临床资料，进一步明确引起骨损伤的骨肿瘤的类型，因为许多骨肿瘤有特定的发病部位。

（2）CT

CT的断层成像能力可以更好地显示病变的内部及边界特征，尤其对于一些发生在较复杂部位的病变，如骨盆，CT能克服X线平片中的影像重叠问题，充分显示病变的解剖结构及来源（是否起源于骨）。对于肿瘤内部基质特点观察，CT也能成为X线的重要补充。同时，CT检查还是评估骨皮质是否受到破坏的最有效的手段，特别适用于观察发生在骨皮质的病变，如骨样骨瘤、应力性骨折等。但由于CT扫描的空间分辨率较低，对一些细小的骨膜反应观察有限。

（3）MRI

MRI的成像原理不同于传统的X线片及CT，它能够更好地显示髓腔内的变化及软组织内的肿块，为骨肿瘤引起的损伤的诊断提供更多的影像依据。对骨肿瘤的MRI检查需包括横断面、冠状位及矢状位，横断面用于重点观察病变对骨皮质的破坏程度以及是否突破骨皮质形成软组织包块，冠状位和矢状位则主要观察病变在髓内（包括骨外）的病变范围和是否存在跳跃病灶。常规序列的T1加权像可以清晰地显示病变的侵袭范围，T2加权像可显示肿瘤特性及骨髓的变化，可以说MRI是评估骨病变范围、量化病变体积的最准确的方法。大多数原发恶性骨肿瘤的T1、T2信号不均匀，肿瘤实体部分T1多为偏低或中等强度信号，T2为中等、偏高强度信号；骨髓受累时，T1信号明显降低；肿瘤内部出现坏死及囊性变时，T1表现为低信号区域，T2为高信号；肿瘤内出血通常表现为长T1、长T2信号。MRI对骨膜反应、血管神经结构及解剖间室的观察也是十分清晰的。同时，MRI检查还可用于评估肿瘤治疗后的反应，包括病灶范围是否缩小，肿瘤的坏死程度。

（4）其他影像学检查

放射性同位素骨扫描和正电子发射计算机断层扫描在骨肿瘤的诊断中主要用于检测全身是否存在多发性的骨肿瘤导致的骨损伤，或孤立性骨肿瘤是否存在其他部位的骨转移等。

2.实验室检查

原发性骨肿瘤骨损伤的实验室检查没有特异性，但对鉴别骨损伤是否由其他系统肿瘤造成有一定意义。最新研究表明：可以通过测量肿瘤相关骨病患者的骨标志物（bone markers，BMs）评估骨的健康状况。BMs的水平不仅可以反映骨损伤的程度，还可以为患者提供更多的诊断和预后信息。血清碱性磷酸酶（ALP）是诊断和评估骨肉瘤骨损伤预后的常用指标，ALP水平越高表明疾病越严重。ALP在成人的诊断中较为可靠，儿童和青少年的血清ALP水平因年龄、性别和青春期等出现差异，使骨肉瘤骨损伤的诊断出现偏差。

3.病理检查

临床病理在骨肿瘤的诊断和治疗中具有非常重要的作用。首先，明确的病理诊断是骨肿瘤治疗的基础，对于下一步手术方式、治疗方案的制定，都起着决定性的作用，尤其对于高度恶性骨肿瘤，常常要在术前进行新辅助化疗，此时，术前活检的病理诊断的准确性就显得非常重要。其次，病理在骨肿瘤的疗效评估及预后判断上也很有意义。对术后标本，病理诊断除了要明确肿瘤类型外，还要判断切缘是否干净、肿瘤的侵袭范围如何，如果是化疗后的标本，还需要对化疗反应进行评估，看治疗是否有效。随着肿瘤遗传学的发展，分子诊断在一些导致骨损伤的骨肿瘤的分型中得到应用，且发挥出越来越重要的作用。比如对EWS/ETS融合基因的检测用来诊断Ewing肉瘤/原始神经外胚层肿瘤（PNET），但相对骨肿瘤，分子检测在软组织肿瘤中应用可能更广泛。

4.鉴别诊断

骨肿瘤需与非肿瘤性疾病导致的骨损伤相鉴别，一些急、慢性炎症、结核、创伤后骨痂生长以及某些全身性、内分泌疾病等，其骨损伤的X线征象有时与某些骨肿瘤骨损伤有相似之处，甚至有时单从影像学表现上鉴别有困难，需要临床、影像、病理三结合进行综合分析。另外，还需要对造成骨损伤的骨肿瘤的良恶性进行鉴别，总结如下：

表1 良、恶性骨肿瘤的临床鉴别

	良性骨肿瘤	恶性骨肿瘤
症状、发病情况	先有包块	先有疼痛
生长速度	缓慢,病程长	迅速,侵及周围
疼痛程度	无或轻	中度或剧痛,夜间重
全身症状	无	发热、消瘦,晚期恶病质
体征、肿块界限	清楚,不侵及周围	不清楚,周围组织浸润粘连
肿块表面	多无改变	红热,静脉扩张
压痛	无或轻	明显压痛
听诊	一般无杂音	血供丰富者,可有杂音
转移	无	晚期可有
X线表现生长方式	膨胀性,环绕硬化	浸润性
肿瘤界限	清楚	不清楚,边缘不规则
松质骨	多有残留	溶骨性、不规则破坏
骨皮质	完整或变薄	早期有虫蚀样破坏缺损
骨膜反应	无	早期即有放射样、光芒状、三角样或葱皮样反应
软组织影像	无	明显肿瘤浸润

	良性骨肿瘤	恶性骨肿瘤
对邻近组织影响	不侵及，可因压迫使之移位、畸形和破坏	侵蚀
细胞形态（结构）	分化成熟	异形明显，大小不一，排列紊乱，核大染色体多，核分裂不正常，分化不成熟
实验室检查	多无异常	贫血，白细胞多，碱性磷酸酶增高，血沉快
预后	不致命	常致命
血管造影	血管分布正常，可受压移位、畸形或分离	血管幼稚，动静脉分支，血湖征，不规则毛丛状，坏死区无血管，血管增多且粗

（五）评估

原发性骨肿瘤导致的骨损伤是一类特殊的损伤类型，它是由肿瘤本身或者继发于肿瘤而引起的骨质破坏、正常骨质丢失或病理性骨折等骨骼系统损伤。在对骨损伤及导致损伤的骨肿瘤进行综合评估后，制定的治疗措施应涵盖修复骨损伤及清除骨肿瘤两个方面，主要包括化学治疗、放射治疗等综合治疗以及外科治疗。此外，良好的康复锻炼是治疗后恢复功能所必需的。下面就原发性骨肿瘤导致骨损伤的评估、综合治疗、外科治疗及康复等方面进行概述。

当明确诊断骨损伤由原发性骨肿瘤引发时，下一步的治疗目标在于缓解疼痛、清除肿瘤、稳定骨骼、预防或者治疗即将或者已经出现的病理性骨折以及保护或恢复功能。但是，在确定治疗方式之前，需要结合患者的一般情况、骨损伤的程度等因素进行综合评估。

1. 系统性评估

全面的病史采集和体格检查是必要的，年轻患者常以骨损伤相关症状如疼痛、肿胀或功能障碍为主诉前往医院就诊。如果首诊的医师缺乏经验，在未明确损伤病因的情况下，进行骨损伤的修复手术，可能导致骨肿瘤播散、骨损伤加重。对于老年患者，对于无明显诱因出现的骨损伤，应对患者进行涵盖甲状腺、乳腺、前列腺、肺、肾等器官的病史采集和体格检查，以初步排除转移性骨肿瘤导致骨损伤的可能性。在制定治疗方案时，也应结合患者的年龄、一般状况或者既往史等综合考虑。例如年龄较大的患者，身体恢复较慢，功能需求相对较低，化疗或者生物重建就应慎重，此时尽早地修复损伤、恢复功能是临床医师应首先达到的目标。此外，对于既往史中存在心、肝、肾等重要脏器疾病病史的患者，化疗用药更应慎重。例如存在先天性心脏病或者心功能不全病史的患者，在治疗中应尽量避免使用多柔比星。存在肾功能不全病史的患者，在治疗中应尽量避免使用顺铂。

良、恶性骨肿瘤的 Enneking 分期系统详见 CACA 指南《骨肿瘤》章节。

2.病理性骨折的 Mirel's 评分

除了应用 Enneking 分期系统评估骨肿瘤的良恶性及引起的骨损伤程度外，对于四肢骨肿瘤引起的骨损伤，我们还可以应用 Mirel's 评分评估其发生病理性骨折的风险。当评分≤7分时，病理性骨折风险较低，一般<4%；当评分等于8分或者9分时，骨折风险分别为15%和33%；当评分≥9分时，应进行预防性内固定。

表2　Mirel's 评分

变量	评分（分）		
	1	2	3
部位	上肢	下肢	转子周围
疼痛	轻度	中度	重度
病变性质	成骨性	混合性	溶骨性
病变大小	< 1/3	1/3 ~ 2/3	> 2/3

3.判断脊柱稳定性的SINS评分

表3　SINS评分系统

SINS组成	分数	SINS组成	分数
部位		脊柱力线的放射学	
结合部位（枕骨-C2,C7-T2,T11-L1,L5-S1）	3	半脱位	4
移动椎（C3-C6,L2-L4）	2	脊柱后凸,侧弯	2
半固定椎（T3-T10）	1	正常	0
固定椎（S2-S5）	0	脊柱压缩骨折程度	
疼痛		≥50%	3
有	3	<50%	2
偶尔有,但不是活动痛	1	无塌陷但椎体侵犯>50%	1
无	0	无	0
骨病变性质		脊椎后柱受累	
溶骨型	2	双侧	3
混合型	1	单侧	1
成骨型	0	无	0

对于脊柱骨肿瘤导致的骨损伤，容易因肿瘤侵犯骨质或者破碎的骨块压迫脊髓或神经根引起严重的疼痛，甚至可能发展为截瘫。在这种情况下，需要应用SINS评分评估脊柱的稳定性。当SINS评分0-6分时，认为脊柱稳定，无需过多干预；当SINS评分大于6分时，即代表存在脊柱潜在不稳定或不稳定，应尽早咨询专科医师。

4.影像学评估

影像学评估是骨肿瘤导致骨损伤治疗前评估的重要手段，常用的 X 线、CT 及 MRI 均可提供各自的价值。X线片简单、快捷、价格低廉，有助于观察正常骨质的完整性以及评估辅助治疗方案的治疗效果。例如，当溶骨性病变经过新辅助化疗后，X 线片上显示病变区域密度增高、骨质增加，可初步判定治疗效果良好。再者，X线片还可以用于观察全身骨量的情况。例如，肿瘤患者往往因长期卧床或者缺乏体育锻炼导致骨量流失，此时X线片可以用来初步判定是否存在骨密度减低的情况。

CT 对于诊断钙化、骨化及骨皮质的完整性最有帮助，外科手术计划的实施有赖于矢状位和冠状位 CT 的重建。在某些禁止做磁共振成像检查的情况下，如带有心脏起搏器的患者，此时 CT 或者增强 CT 能提供最多的影像学信息。CT 在骨肿瘤导致骨损伤的修复中有非常高的应用价值。①CT 可以协助术者确定手术方式。例如当骨皮质完整时，病变局限于髓腔内，可行刮除或扩大刮除术；当骨皮质完整性丧失、肿瘤穿破骨皮质侵犯周围软组织时，此时不再适合行刮除手术，应行扩大切除术为主的根治性手术。②CT 三维重建可提供患者的解剖数据信息，进行3D打印重建骨损伤部位。某些特殊部位的骨肿瘤导致的骨损伤，如锁骨或肩胛骨等不规则骨，在肿瘤切除后必须使用3D打印的假体重建解剖的连续性和功能的完整性，以达到修复骨损伤的目标。③CT还可以广泛应用于骨肿瘤导致的骨损伤的术中导航。对于骨样骨瘤等特殊类型的病例，除了术前可以利用CT基本明确诊断外，术中还可以CT导航下精确定位瘤巢，进行微波消融或者射频消融，减小手术创伤。MRI用于明确肿瘤的大小、范围和解剖关系，以及骨内外疾病的界限及神经、血管的解剖关系，但是对于骨损伤的诊断，MRI的诊断效力不如CT。

（六）治疗

1.原发骨肿瘤骨损伤的整合治疗

骨肿瘤导致的骨损伤的治疗目标在于缓解疼痛、清除肿瘤、稳定骨骼、预防或者治疗即将或者已经出现的病理性骨折以及保护或恢复功能。对于骨肿瘤导致的骨损伤来说，首先应彻底清除肿瘤，当肿瘤清除后，部分骨损伤可能自愈，无需额外的处理。但是对于大多数病例来说，由于肿瘤导致的骨损伤的程度较重，或者在清除肿瘤过程中会导致进一步的骨损伤，所以对于这一类病例来说，在清除肿瘤后需要进行骨骼的重建，以恢复解剖的连续性及功能的完整性。以下的综合治疗概述的是针对骨肿瘤的综合治疗方案，骨肿瘤导致骨损伤的外科重建将在外科治疗中进行概述。

（1）化学治疗

只有高度恶性的骨肿瘤才对化学治疗敏感，例如骨肉瘤、Ewing肉瘤、间叶性软骨肉瘤等，低度恶性或者良性骨肿瘤一般不需化疗。

目前原发性骨肿瘤的化学治疗多采用的是新辅助化疗联合辅助化疗。新辅助化疗的优势在于：①促使肿瘤边界清晰化，缩小切除肿瘤所需的外科边界，使得外科手术更易于进行，尽可能减少骨损伤的程度；②降低局部复发率，使得保肢手术可以更安全地进行；③可以迅速改善症状，结合肿瘤坏死率评估疗效和判断预后；④杀灭机体潜在的微小转移灶。辅助化疗的目的是术后治疗假定的微小转移灶。

虽然假定多数恶性肿瘤细胞来源于单一细胞，但是实际上肿瘤由异源群体细胞组成。这是肿瘤细胞快速更新及基因不稳定的结果，因此在相同肿瘤内的各种细胞发展为不同的耐药机制。为了拮抗肿瘤细胞耐药的多样性，多数化疗方案包括联合使用细胞毒性药物。虽然骨与软组织肉瘤的化疗方案正迅速发展，但确定的总原则已制定。当肿瘤被发现时体积较小，药物治疗最有效。多药联合较单药治疗更有效。药物剂量、给药顺序及时间似乎是达到最大效应最重要的因素。所有化疗药物对正常组织均是有毒性的，应由熟练掌握药物使用的医师在可控的输液装置内给药。

主要依据肿瘤的生物学特性及对抗肿瘤药物的敏感性来选择化疗药物，以治疗引起骨损伤的骨肿瘤。如骨肉瘤是以大剂量甲氨蝶呤、顺铂、阿霉素、异环磷酰胺为主的化疗。Ewing肉瘤是以长春新碱、阿霉素、放线菌素D、环磷酰胺和依托泊苷（VP-16）为主的联合化疗。

骨肉瘤新辅助化疗的推荐方案如下：

●MAP方案（大剂量甲氨蝶呤，多柔比星，顺铂）

●AP方案（多柔比星，顺铂）

●多柔比星，顺铂，异环磷酰胺和大剂量甲氨蝶呤

●异环磷酰胺，顺铂和多柔比星

（2）放射治疗

Ewing肉瘤对于放射治疗敏感。对于肿瘤较大、位

于中心部位、无法切除的Ewing肉瘤，当外科手术无法切除时，通常可采用放射治疗。在新辅助化疗后，复查患侧X线片通常显示骨化增加，复查MRI通常显示软组织肿块明显变小。基于此点，如广泛切除肿瘤后患者能够接受由此造成的功能缺陷，应采用外科手术治疗原发瘤。如很难进行广泛切除或难以接受手术造成的功能缺陷，放射治疗也是可接受的选择，可最大限度保留骨质的完整，减少骨损伤。

骨肉瘤对放疗不敏感，不能接受手术的骨肉瘤单纯放疗治疗效果较差，因此可以作为综合治疗的一种手段，研究报道，新辅助化疗后再接受辅助放疗患者的10年局部控制率、无病生存率和总生存率可达到82%、58%和73%。此外，放疗也可用于以下情况：①因内科疾病不可外科手术的骨肉瘤；②不可或难以手术切除部位（如骶骨/骨盆/脊柱等）的骨肉瘤；③切缘阳性的骨肉瘤。但即使是非R0手术切除联合放疗的预后也优于单纯放疗，因此骨肉瘤的放射治疗应尽量结合手术切除。

（3）免疫治疗

最近的基础和临床研究已经证实了免疫检查点与恶

性肿瘤进展的关系，以及免疫检查点抑制剂对各种恶性肿瘤的疗效。但基于目前骨肿瘤免疫治疗的临床研究结果，在有效率不高且可能存在严重不良反应的情况下，本指南尚无法推荐治疗引起骨损伤的骨肿瘤的免疫治疗方案。免疫检查点抑制剂在骨肿瘤治疗中的应用仍需要基础和临床研究来证实。此外，也迫切需要寻找可以预测免疫治疗疗效的分子标志物。

（4）靶向治疗

骨肿瘤的靶向治疗中目前研究较多的是酪氨酸激酶抑制剂—阿帕替尼。阿帕替尼是我国自主研发的对血管内皮生长因子受体2（VEGFR2）具有高选择性的小分子酪氨酸激酶抑制剂（TKI），在胃癌、乳腺癌等肿瘤中发挥着良好的抗肿瘤作用。北京大学人民医院郭卫团队的体外研究表明，阿帕替尼不仅能导致细胞周期阻滞，还能促进细胞凋亡从而抑制骨肉瘤的生长。此外，还证实阿帕替尼可以和STAT-3结合，下调骨肉瘤细胞中STAT-3和BCL-2的表达，从而诱导骨肉瘤细胞的凋亡和自噬。目前，部分研究报道阿帕替尼在治疗晚期骨肉瘤患者也取得了良好的缓解效果。Zheng等报道10例接受口服阿帕替尼治疗的骨肉瘤肺转移患者，无进展生存期中位数达到 7.5 个月，疾病控制率达到 70%。Tian 等对 27 例接受阿帕替尼治疗的晚期高级别骨肉瘤患者回顾性分析，其疾病控制率达到 66.67%。综上所述，可见阿帕替尼在晚期骨肉瘤中有着广阔的应用前景。

（5）微创治疗

随着认识水平的提高、微创设备的改进及临床应用的拓展，微创治疗已经被广泛应用于骨肿瘤的治疗，微波消融、射频消融等已经成为临床上常见的微创治疗手段，下面以微波消融治疗为例，从保留骨损伤骨质方面，对微波消融的适应证进行阐述。①经皮微波消融治疗四肢骨样骨瘤临床疗效确切，可有效避免开放手术带来的骨质丢失，降低病理性骨折发生的风险。②经皮微波消融治疗四肢骨转移癌应预防病理性骨折发生，联合骨水泥成形术有助于增强骨强度。③骨肉瘤髓腔内单一跳跃病灶采用微波消融处理有助于保留更多的骨质。股骨近端是骨肉瘤髓腔内跳跃病灶最常发生的部位，广泛切除跳跃病灶势必造成更多股骨近端骨质的丧失，甚至整个股骨。骨肉瘤髓腔内跳跃病灶较小，周围皮质有轻度或无明显破坏，是微波消融的理想适应证，可采取经髓腔或经皮微波消融骨肉瘤髓腔内单一跳跃病灶。

2.原发性骨肿瘤骨损伤的外科治疗

20年纪70年代以来由于新辅助化疗的不断发展，加之先进的影像学诊断及外科技术的进步，使得骨肿瘤外科的治疗发生了根本性的转变。特别重要的是Enneking所建立的骨骼肌肉肿瘤外科分期系统在临床上的广泛应用，使得人们更加深刻地认识肿瘤的生物学行为和侵袭性，为外科治疗选择手术方法提供了科学依据，保肢手术越来越成为主流。保肢手术的一个关键步骤是骨骼重建阶段，即实现一个稳定、无痛、可长期存在的支撑结构。按照重建使用的材料的类型，可分为生物重建和机械重建两大类。

（1）生物重建

①瘤段骨灭活

瘤段骨灭活又可再分为原位灭活或者离体灭活。瘤段骨原位治疗有氩氦刀原位灭活术与微波高温原位灭活术；瘤段离体灭活的方法有液氮法、无水酒精法、巴氏法以及高压蒸汽法等，灭活后再用内固定的方式对灭活骨段进行加强。此种方法能最大限度保留骨质的完整性，但是受侵袭的瘤段骨由于自身生物力学强度降低，并且又经历了灭活，术后易发生骨折等并发症，所以必须预防性使用内固定。

②同种异体骨移植

同种异体骨由专业的骨库制备，在瘤段切除后，根据缺损部位长度、大小等截取移植骨，植入缺损部位，以修复骨损伤。一般采取钢板和髓内钉固定，必要时用骨水泥辅助固定。异体骨可以提供存活组织的再生骨架、正常形态附着面，允许肌肉、肌腱及韧带等的再连接，维持组织的结构完整性。

③复合生物重建

Capanna等考虑到带血管蒂游离腓骨在骨不愈合与骨吸收所引起的大段骨缺损保肢手术中的良好作用，结合异体骨移植，首次用对侧带血管蒂游离腓骨与大段异体骨移植相结合的方法，进行复合生物重建，在提高愈合成功率的同时，也使得术后感染率明显下降。

④牵引性骨生长术

牵引性骨生长术Tsuchiya等根据Ilizarov张力-应力原则，利用外固定架进行缓慢牵拉可增加局部组织的代谢活跃度，刺激延长区的细胞增殖和生物合成功能，进而在延长区域出现生长带、骨小梁，并促进延长区与周围的血液循环，使周围软组织、肌腱及皮肤等组织均呈现增长的改变，从而肢体一定程度上得到延长。牵引性骨生长的手术方法，在近关节处骨肿瘤切除后的节段骨损伤重建中有广泛应用。

⑤膜诱导技术

膜诱导技术又称为 Masquelet 技术，分两个阶段重建骨缺损，首先是在骨缺损处放置一个聚甲基丙烯酸置入物发生炎症，伴有炎症细胞的浸润和水肿，最终形成诱导膜的新组织；第二阶段是切开诱导膜，在膜内的空隙用自体松质骨移植物填充后，再选择合适的外固定架固定骨断端，可以观察到移植物逐渐皮质化合重塑。膜诱导技术主要适用于骨肿瘤导致的骨缺损骨损伤较长的病例。

（2）机械重建

近年来，关于肿瘤切除后大段骨损伤重建的文献均认为人工假体重建是首选的重建方法。人工假体重建的优点包括：术后即刻稳定，可以允许患者早期开始负重，患者恢复周期较短，较好的短期功能等。并且，随着3D打印技术的不断发展，对于骨盆、肩胛骨、锁骨等复杂部位的骨缺损，人工假体都可以很好地进行重建，提高了骨损伤修复的准确性，降低了不匹配并发症的发生风险。

（3）新型生物材料重建技术

用于修复重建骨肿瘤导致骨损伤的生物材料应该具有强度高、诱导成骨、生物可降解、能促进血管生成，且不引起免疫排斥反应或疾病传播等特点，目前比较成熟的是磷酸钙基材料。新型生物材料主要适用于填充骨肿瘤刮除后形成的腔隙性骨损伤上。

（七）康复

通过外科治疗仅能从解剖学上重建骨损伤，真正实现骨损伤的功能学重建或恢复，合理的康复治疗是必需的。

1.康复的重要性

在抗感染、抗血管痉挛、抗血栓及切口换药的骨科常规护理康复的基础上，加入早期康复因素，给予适当石膏托或者支具外固定的前提下，在手术医师的指导下有计划、分步骤地进行关节功能活动训练，有利于移植物成活，并且可有效地避免关节僵硬和肌腱粘连等并发症的发生，更有利于术后的功能康复，临床疗效更佳。

2.康复方案的实施

每个部位骨肿瘤导致的骨损伤康复策略有所不同，

下面以自体腓骨修复桡骨远端长段骨缺损骨损伤为例进行说明。术后应给予适当的石膏托或支具外固定6~8周，石膏托远端过腕关节达掌指关节，近端过肘关节达上臂中段，各关节处于功能位。术后2周开始手指和肩关节的功能锻炼，如手的伸张与抓捏活动、肩关节的屈伸收展与旋转活动。6~8周拆除外固定，开始肘、腕关节的屈伸活动功能锻炼，不能作前臂的旋转活动，因为旋转活动对骨端的稳定性不利，不利于断端的愈合。功能锻炼遵循先被动后主动、先小后大、循序渐进的原则。同时给予患者适当的心理辅导，稳定患者的情绪，取得配合增强功能康复的信心。

3.注意事项

①注意做好患者的心理辅导，消除顾虑，增强信心，取得积极配合，才能有效地开展功能康复锻炼；②根据切口及骨痂愈合的时间来先后开展各关节的功能锻炼；③各关节的功能锻炼要遵循先被动后主动、先小活动度后大活动度、循序渐进的原则，为后期的进一步康复治疗打好基础。

二、转移性骨肿瘤导致的骨损伤

骨转移癌骨损伤是指原发于骨与软组织以外器官的恶性肿瘤，通过血液循环或淋巴系统，转移到骨骼所产生的继发性骨肿瘤，损害骨的完整性，引起疼痛、病理性骨折、脊髓压迫及高钙血症等骨骼相关事件（SREs），进而出现相应的骨损伤症状。

骨骼是继肺脏和肝脏之后第三常见的远处转移器官，中轴骨是骨转移癌中最常见的转移部位，依次排序为脊柱、骨盆、股骨近端、肱骨，其中，脊柱转移癌排序为胸椎、腰椎、颈椎。骨转移癌的原发灶根据转移概率从高到低的顺序，依次是乳腺癌、肺癌、前列腺癌、甲状腺癌、肾癌。

通过 CT、MRI、PET、SPECT 等影像学检查发现骨转移灶。

治疗晚期骨转移癌骨损伤往往需要多学科综合治疗（multidisciplinary treatment，MDT），可以使用化疗、激素治疗、靶向治疗或这些方案的组合。最近，出现了许多新的缓解骨转移癌骨损伤的治疗方案，如立体定向体外放射治疗、放射性药物、椎体成形术、经皮椎弓根螺钉微创脊柱稳定术、髋关节成形术、栓塞术、热消融技术、电化学疗法和高强度聚焦超声波。这些技术对那些可能无法从手术或放疗中获益的病人是非常有益的。

（一）流行病学

骨转移癌骨损伤的流行病学在不断变化发展，随着癌症的靶向治疗、免疫治疗等发展，患者生存时间逐年增加，骨转移癌骨损伤的发病率不断增加。Coleman 和 Rubens 在回顾性研究中发现，发生骨转移癌骨损伤的概率分别为：乳腺癌（70%）、肺癌（30%~40%）、前列腺癌（68%）、甲状腺癌（60%）、肾癌（20%~25%）。

Bubendorf L 和 Kimura T 在文献中报道：乳腺癌和前列腺癌的患者中发生骨转移概率为 70%~90%，肺癌、甲状腺癌、肾癌的患者中发生骨转移概率为 37%~50%，一些血液系统恶性肿瘤（包括淋巴瘤、多发性骨髓瘤（60%））的患者也会出现骨损伤；44%~50% 的骨转移患者出现 SREs，脊柱转移的概率为：胸椎（60%~70%）、腰椎（20%~30%）、颈椎（约10%）。

据 Selvaggi G 报道，当骨转移癌确定后，乳腺癌中位生存期为 2~3 年，前列腺癌为 2 年，肺癌和肾癌不到 1 年，多发性骨髓瘤或淋巴瘤发生 SREs 患者的 5 年生存率分别为 34% 和 64%。

乳腺癌发病率在女性恶性肿瘤中排第1位，且年轻女性乳腺癌发病率逐渐上升，1999—2008年全国流行病学研究发现，中国乳腺癌的平均诊断年龄比西方国家早了大约10年。2018年全球确诊超过210万例，死亡约63万例。在我国，发病率和死亡率分列女性恶性肿瘤第1位及第5位，人口标化率分别为31.54/10万及6.67/10万，年均新发病例26.86万例，因病死亡6.95万例。随着疾病筛查、诊断、手术和医疗手段的进步，乳腺癌患者的生存时间明显延长，在全球乳腺癌诊断后的平均5年生存率为61%，发展中国家为57%，发达国家为73%。

最新2018年国家癌症中心发布的数据显示，2014年肺癌发病率为57.13/10万人，总体发病人数78.2万，死亡人数62.6万人，肺癌发病率及死亡率仍居全国众癌之首且发病隐匿，确诊时约50%为晚期（Ⅳ期），骨转移后患者的中位生存时间仅为6~10个月，经过治疗后1年生存率仅为40%~50%，46%的肺癌骨转移患者并发SREs，患者生存时间将缩短一半。

在欧美发达国家，前列腺癌居男性肿瘤发病率首位，由于我国前列腺癌筛查和早期诊断尚不普及，部分患者确诊时已经处于晚期，大多数患者最终会发展为转移性去势抵抗性前列腺癌（mCRPC），骨转移在mCRPC男性中很常见，30%的患者在去势抵抗后2年内发生，而90%的患者在病程中发生。mCRPC诱导的骨转移患者的整个骨骼都会出现病变，这些患者的5年生存率为47%。

甲状腺癌仅占所有报告的恶性肿瘤的3%，在分化型甲状腺癌（DTC）和低分化甲状腺癌（PDTC）患者中，5年和10年生存率分别为61%和27%，发生骨转移癌的患者占所有甲状腺癌（TC）患者的4%~13%。Farooki等人报道，在患有BM的DTC患者中，有78%的SREs发生率；中位数为10.7个月后，65%的患者再次出现SREs。

肾癌约占成人恶性肿瘤的3%，肾细胞癌（RCC）占肾癌的90%~95%，在转移性肾细胞癌（mRCC）患者中发生骨转移的比例约为29.5%。发生骨转移的中位时间为2~3年，肾癌转移患者中骨是唯一转移部位者约占20%。70%至85%的患者在病程中至少经历过一次SREs，大部分患者（80%）接受了放疗，约三分之一的患者接受了骨手术，近20%的患者经历了病理性骨折，

26%的患者出现了脊髓压迫。

除此之外，多发性骨髓瘤（multiple myeloma，MM）是一种克隆浆细胞异常增殖的恶性疾病，是血液系统第二常见恶性肿瘤，多发生于老年。多发性骨髓瘤骨病是指由于骨髓瘤溶骨破坏导致的SREs等一系列临床并发症，发生率高达80%以上。

（二）发病机制

骨转移癌的生物学特性是由肿瘤细胞的内在特征及骨微环境相互作用决定的，骨转移癌骨损伤按病变特征可分为以下三种类型：溶骨性、成骨性和混合型，分别取决于占主导地位的是骨破坏（或/和）骨沉积。溶骨性转移癌往往更具侵袭性，多来自乳腺癌、非小细胞肺癌、甲状腺癌、肾癌、多发性骨髓瘤，约占转移癌的70%；而成骨性病变常来自前列腺癌和膀胱癌，约占骨转移癌的10%；混合型多来自前列腺癌、乳腺癌，约占20%。

在骨转移过程中，肿瘤细胞通过释放一些因子，改变成骨细胞形成骨的因素和增加破骨细胞对矿化骨的吸收，破坏正常的骨平衡；反过来，再从重新吸收的骨基质中释放的生长因子，促进了骨骼肿瘤的生长，形成了一个导致骨破坏的反馈循环。除了骨细胞，骨髓细胞（免疫细胞、内皮细胞、脂肪细胞和神经细胞）也参与了肿瘤的骨转移，新的靶向药物研究开发就是基于对肿瘤细胞和骨髓微环境中的细胞之间的信号传导机制。

骨转移癌骨损伤是一个循序渐进的过程，包括肿瘤细胞在骨髓中定植、对微环境的适应、癌巢的构建、对正常骨细胞的破坏、吸收骨基质中释放的信号，促进骨转移瘤生长。

骨转移癌骨损伤在新的微环境内，至少包括四个步骤：定殖（循环癌细胞进入骨髓）、休眠（癌细胞适应骨微环境并保持休眠）、重新激活（癌细胞从休眠状态切换到活跃增殖状态）和重建（癌细胞破坏原始骨结构和功能）。

丝氨酸/苏氨酸激酶（AKT）信号转导是一种调节细胞代谢、增殖、存活和血管生成以响应各种细胞外信号的中心途径，通常，骨转移癌的形成与AKT信号的激活相关，在实验性抑制AKT后，转移受到抑制。此外，肿瘤细胞衍生因子可以激活骨细胞中的AKT途径，促进骨细胞的分化和活性。

核因子-κB配体（RANKL）途径的受体激活剂

RANK在许多细胞表面表达，如乳腺上皮细胞、树突状细胞、乳腺癌细胞、破骨细胞前体、成熟破骨细胞、前列腺癌细胞等，RANKL是RANK的相关配体；骨保护素（OPG）是一种由间充质细胞衍生的细胞分泌的可溶性糖蛋白，OPG可以竞争性地抑制RANKL与RANK的结合，从而抑制破骨细胞的分化和成熟，达到骨保护的效果。成骨细胞分泌的RANKL与其在破骨细胞前体上的RANK结合，导致成熟破骨细胞的形成和破骨细胞介导的骨吸收。在乳腺癌、前列腺癌和肺癌中，肿瘤细胞可以高表达RANK，可能与骨转移率增高有关。

高表达E-选择素的血管内皮细胞分泌的趋化因子（chemokine ligand-12，CXCL-12；chemokine receptor-4，CXCR-4）、内皮细胞衍生的细胞外基质蛋白（thrombospondin-1，TSP-1）在体内可以诱导癌细胞的持续休眠，当TSP-1表达减少，且促进肿瘤生长的前转移因子（periostin、tenascin、fibronectin）表达增强时，可以促进癌细胞增殖和骨转移形成。

一些肿瘤优先转移到骨骼，而其他肿瘤很少转移到骨骼。这表明肿瘤类型与转移部位的微环境可能存在关联。由于转移瘤本应避开血液和靶器官的免疫监视，因此存在"种子和土壤"假说。该假设易发生转移的器官是转移肿瘤细胞（"种子"）和转移部位微环境（"土壤"）之间良好相互作用的产物。当原发肿瘤细胞与骨微环境相容时，将发生骨转移。这种偏好的原因包括：向红骨髓的有效输送、趋化因子梯度、造血干细胞（HSC）生态位的沉积以及骨重塑区域提供的促进生长的土壤。

（三）临床特征

骨转移癌骨损伤通常会引发SREs，降低了患者生活质量和总生存率。SREs常见的症状有骨痛、病理性骨折、脊髓压迫及高钙血症。

1.骨痛

在骨转移癌骨损伤所有症状中，骨痛（cancer-induced bone pain，CIBP）是最常见的，是一种严重影响功能和生活质量（quality of life，QoL）的致残、慢性、病态状态。

CIBP的特点是复杂的多因素病理生理机制，涉及肿瘤细胞、骨细胞、炎症微环境和神经元组织等，有可能无法完全缓解疼痛；因此，目标应该是达到允许患者接受的QoL的最低可能疼痛水平。因此，建议采用外科、放射、医学和行为技术的多模式方法来管理CIBP。

CIBP严重程度的评估：对药物产生耐药性，并且导致长期频繁住院；身体和社会行为能力的下降，导致患者抑郁、焦虑和心理痛苦增加。

CIBP的病理生理可能涉及炎症、缺血性、压迫性神经病机制，因此，疼痛可以是伤害性的、内脏性的或神经性的，CIBP与外周和中枢分泌的促炎介质（前列腺素、白介素–1、肿瘤坏死因子等）增加相关，导致神经元超敏状态。

2.病理性骨折

一部分患者以骨转移癌伴发病理性骨折为首发症状，如果骨折是自发发生的或在低能量创伤后发生的，或者如果患者在骨折前几天经历过严重的局部疼痛，则很可能是病理性骨折。

当患者患有已知的癌症，发生骨转移癌病理性骨折通常预示着病情的恶化；骨折部位先发生肿胀后出现骨折也暗示骨转移癌骨损伤可能，大于50岁患者骨转移癌骨损伤更常见。

3.脊髓压迫

椎体转移癌骨损伤压迫或并发病理性骨折压迫相应

节段脊髓或神经根，可导致肢体麻木或无力、大小便失禁、截瘫等症状。

4.高钙血症

高钙血症骨转移的一个重要代谢并发症，是骨转移癌骨损伤的致死原因之一，通常与破骨细胞的骨吸收增加、副肿瘤分泌的甲状旁腺激素相关肽（PTHrP）或$25-OH-D_3$异常激活有关。临床表现多种多样，包括恶心呕吐、胃肠道症状、急性肾功能不全、意识紊乱、昏迷甚至死亡等。

5.非转移性肿瘤相关骨损伤

（1）肿瘤诱发的骨软化症

肿瘤诱发的骨软化症（tumor-induced osteomalacia，TIO）是一种罕见疾病，主要由间质肿瘤引起，如硬化血管瘤、血管肉瘤、巨细胞修复性肉芽肿等。本病的病因尚不清楚，某些肿瘤可产生诸如成纤维细胞生长因子-23（FGF-23）的磷酸化蛋白，引起磷利尿。检测FGF-23有助于诊断TIO，FGF-23也被常于TIO患者的随访。

（2）甲状旁腺瘤引发钙磷代谢异常

甲状旁腺瘤临床表现有很大的差异，患者可能出现多种体征和症状，包括反复肾结石、消化性溃疡、精神变化，以及较不常见的骨骼变化。骨骼变化范围从单纯的骨质减少到骨吸收、骨囊肿，以及非常罕见的棕色肿瘤。

继发性甲状旁腺功能亢进（secondary hyperparathyroidism，SHPT）是甲状旁腺瘤的常见并发症，作为维持矿物质稳态的适应性反应。SHPT是慢性肾脏疾病矿物质和骨骼疾病（CKD-MBD）的一部分，包括血清钙、磷酸盐、PTH、维生素D和FGF-23的变化、骨骼异常和血管钙化。

患者表现为高钙血症、低磷血症、PTH升高，以及骨密度降低。在更严重的情况下，由于脊髓受压，可以观察到病理性骨折、肌肉力量下降、感觉丧失甚至瘫痪。这种复杂的疾病与发病率和死亡率的增加相关。

（四）诊断

1.X线

是最基本的方法，应与临床症状和ECT联合使用，单独使用时敏感度低，难以发现早期骨转移灶，在其他影像学检查发现异常时，用来评估骨质破坏程度及评价病理性骨折的风险。

2.CT

比X线敏感度高，可精确地显示骨质破坏范围及软组织肿块，可诊断骨转移癌骨损伤并评价骨质破坏程度；增强CT可以显示骨转移癌的血供、与邻近血管关系、是否突入椎管等。对于SPECT检查阳性而X线阴性、有局部症状、怀疑有骨转移、MRI禁忌的患者诊断价值尤其高，但对骨皮质早期转移、骨髓浸润患者CT诊断的敏感度较低。

3.MRI

对骨转移的诊断有较高的敏感度和特异性，能准确显示转移灶侵犯的部位、范围及周围软组织受侵犯的情况，敏感度优于单光子发射计算机断层扫描（single photon emission computed tomography，SPECT），尤其适用于伴有神经症状的脊柱转移灶，评估脊髓和神经根受累情况。当怀疑骨转移但全身骨显像和CT均不能确定时，可行MRI检查，对骨髓腔早期转移灶有较高的敏感度，是评价骨转移骨髓浸润的首选检查，但对骨皮质转移的诊断有一定局限性。

4.放射性核素骨扫描

放射性核素骨扫描是指同位素全身骨扫描，通过放射性核素或其标记化合物检测骨组织的形态或代谢异常，以诊断骨骼和关节疾病。它与X线的检查不同之处是检查前先要注射放射性的药物，等骨骼充分吸收2~3个小时之后再用探测放射性的显像仪器，探测全身骨骼放射性的分布情况。骨扫描比X线发现病灶要早，最早可达3~6个月，在临床上广泛应用于继发性的骨肿瘤、转移性骨肿瘤、恶性原发性骨肿瘤以及无菌性的骨坏死、股骨头缺血等病变的诊断。

5.PET/CT及PET/MRI

^{18}F-FDG PET/CT对于溶骨性及骨髓转移的灵敏度高，而^{18}F-NaF PET/CT对于成骨性转移的灵敏度高，优于^{99m}Tc-MDP SPECT骨显像。对前列腺癌原发病灶为神经内分泌癌或经ADT治疗发生神经内分泌分化的转移灶的判定，目前认为^{18}F-FDG PET/CT优势明显。最近，^{18}F-PSMA还可以与多种放射性核素（如^{177}Lu）稳定结合，用于放射性靶向治疗和放射免疫引导手术，实现诊疗一体化，为骨转移癌的临床决策提供新的视角。

PET/MRI集合了PET及MRI的多重优势，与PET/CT相比，可更早发现更小、更多的骨转移病灶，但临床应用效价比有待进一步分析。

6.病理检查

骨病灶的组织病理学检查是诊断骨转移癌骨损伤患

者的金标准。如果临床上可行，应积极对可疑骨病灶进行组织学检查以明确诊断，尤其是首次出现的可疑转移灶和单发骨病灶。

组织病理学检查应遵循肌肉骨骼系统肿瘤活检取材的原则，对于特殊解剖部位可在影像学引导下进行。活检方式主要有粗针穿刺活检和切开活检。活检前应完善患处 CT 或 MRI 扫描，以进行全面的术前规划，尽量避开坏死区域，选取活跃溶骨性区域取材。原则上应避开重要血管神经束，穿过最少的组织解剖学间室。取材量应满足常规组织病理学及分子病理学诊断的要求。

7.分子生物学检查

应同时对转移灶的分子分型进行判断，尤其在治疗反应不符合原发灶肿瘤分子分型特点，及原发病灶分子分型不明确的患者中更为重要。

药物靶点检测：不能作为骨转移诊断的方法。仅在相关靶向药物可及的情况下，为治疗困难，进展迅速的特殊类型乳腺癌骨转移患者提供挽救治疗思路。

8.骨代谢的血清学检查

骨代谢的生物化学标记可反映骨转移癌骨损伤过程中骨吸收和形成速度，提示骨破坏和修复程度，是近期发现可潜在用于诊断和监控疾病进展的新技术，但除了碱性磷酸酶（ALP）以外，其他的指标暂不建议临床常规使用，ALP可作为骨转移灶骨质破坏或修复的参考标志物。

反映溶骨代谢水平的标记有：Ⅰ型胶原羧基末端肽（carboxyterminal propeptide of type Ⅰ procollagen，ICTP）、Ⅰ型胶原N末端肽（n-telopeptide of type Ⅰ collagen，NTX）、Ⅰ型胶原α1羧基末端肽（CTX）、骨唾液蛋白（bone sialoprotein，BSP）等；反映成骨代谢水平的标记有：骨特异性碱性磷酸酶（BALP）、ALP、Ⅰ型溶胶原N末端肽（PINP）等。

肺癌骨转移患者的ICTP、尿NTX-Ⅰ、血清NTX-Ⅰ、吡啶啉（pyridinium，PYD）和脱氧吡啶啉（deoxy-pyridinoline，DPD）等浓度高于无骨转移患者。

前列腺癌骨转移患者的ICTP、CTX-Ⅰ、BALP、抗酒石酸酸性磷酸酶5b（tartrate-resistant acid phospha-tase-5b，TRACP-5b）等浓度高于无骨转移患者。

乳腺癌患者血清中的PINP、CTX和ICTP等，可以预测乳腺癌患者骨转移发生的风险。

（五）评估

骨转移癌骨损伤患者的生活质量因骨骼相关事件而

降低，如顽固性疼痛、被迫固定、高钙血症、脊髓压迫和病理性骨折。骨转移癌骨损伤具有症状重和致残率高的特点。SREs导致骨转移患者的行动能力丧失以及生活质量的严重下降，并对晚期癌症患者的生命安全产生严重威胁。诊断与鉴别诊断的准确性是患者治疗获益的根本，并可能影响患者的预期寿命。因此，必须对每个患者进行反复评估，以优化其预期寿命和治疗效果，同时将发病率降至最低。

治疗骨转移癌的患者需要仔细检查、系统和有计划的方法，应该在多学科团队和专业肿瘤中心进行管理和协调。

1.生存期的评估

制定治疗策略时首先需要准确预测生存期。生存期评估的目的是制定合理的治疗策略，既能延长患者生存期，又能提高患者生活质量。1年生存期被认为是"长期"生存期，与手术的中位生存期大致吻合，并且在考虑持久效果的最佳手术策略时很重要。

生存预后评分系统常用的有Tokuhashi修正评分，Bauer评分，Tomita评分，Katagiri评分，Sioutos评分，van der Linden评分，Oswestry脊柱风险指数（OSRI），

新英格兰脊柱转移瘤评分系统（NESMS），国际骨肿瘤研究组提出的SORG机器学习模型。

表4　Tokuhashi修正评分

大项	小项	评分
全身情况（根据Karnofsky功能评分确定）	差	0
	中等	1
	良好	2
脊椎外骨转移灶数目（以全身同位素骨扫描为准）	≥3个	0
	1~2个	1
	0个	2
受累脊椎数目（以全身同位素骨扫描为准）	≥3个	0
	2个	1
	1个	2
主要脏器转移灶（头部CT、胸腹部CT或B超确定）	不能切除	0
	可以切除	1
	无转移灶	2
原发肿瘤部位	肺、胃肠道、食道、膀胱和胰腺	0
	肝、胆囊、原发灶不明者	1
	淋巴、结肠、卵巢和尿道	2
	肾脏、子宫	3
	直肠	4
	甲状腺、乳腺、前列腺	5
瘫痪情况（根据Frankel神经功能分级确定）	完全瘫（Frankel分级AB）	0
	不全瘫（Frankel分级CD）	1
	无瘫痪（Frankel分级E）	2

在Tokuhashi修正评分系统中，总分0~8分、9~11分、12~15分，预示着患者的预期生存时间分别为6月以下、6~12月、12月以上。

表5 Tomita评分

大项	小项	评分
原发肿瘤的部位及恶性程度	原发于乳腺、甲状腺、前列腺、睾丸等生长较慢的恶性肿瘤	1
	原发于肾脏、子宫、卵巢、结直肠等生长较快的恶性肿瘤	2
	原发于肺、胃、食管、鼻咽、肝、胰腺、膀胱、黑色素瘤、肉瘤（骨肉瘤、Ewing肉瘤、平滑肌肉瘤等）等生长快的恶性肿瘤、其他少见的恶性肿瘤以及原发灶不明者	4
内脏转移情况	无内脏转移灶	0
	内脏转移灶可通过手术、介入等方法治疗者	2
	内脏转移灶不可治疗者	4
骨转移情况（以全身同位素骨扫描为准）	单发或孤立脊柱转移灶	1
	多发骨转移（包括单发脊柱转移灶伴其他骨转移、多发脊柱转移伴或不伴其他骨转移）	2

Tomita评分2~3分者，预期寿命较长，外科治疗以长期局部控制脊柱转移瘤为目的，对肿瘤椎体采取广泛性或边缘性肿瘤切除术；4~5分者，以中期局部控制肿瘤为目的，可行边缘性或囊内肿瘤切除术；6~7分者，

以短期姑息为目的，可行姑息减压稳定手术；8~10分者，以临终关怀支持治疗为主，不宜手术。

表6　新英格兰脊柱转移瘤评分系统（NESMS）

NESMS特点	点数分配
1.改良 Bauer评分	
无内脏转移(1分)	–
原发肿瘤不是肺癌(1分)	–
原发肿瘤是乳腺癌、肾癌、淋巴瘤或骨髓瘤(1分)	–
单骨转移(1分)	–
改良Bauer评分≤2	0
改良Bauer评分≥3	2
2.步态功能	
无法自主行走	0
可自主行走	1
3.人血白蛋白	
<3.5 g/dL	0
≥ 3.5 g/dL	1

新英格兰脊柱转移瘤评分系统（NESMS）考虑了原发性肿瘤特征和癌症负担，以改良的Bauer评分为特征，非卧床状态（代表预处理功能）和人血白蛋白（代表一般健康状况和耐受治疗的能力）。得分为0的患者的1年术后生存率为18.5%，得分1和2的患者的术后1年生存率分别为34.9%和46.2%，得分为3的患者为68.3%。

2.治疗方案的评估

针对脊柱转移性病灶，常用的有改良 SINS 评分、NOMS 流程图、Tokuhashi 评分，Tomita 评分、ESCC 分级等。

（1）脊柱稳定性评估

常用的脊柱稳定性评估方法是 SINS 评分，对不稳定或潜在不稳定病变的敏感性和特异性分别为 96% 和 80%。SINS 的目的是改善不同医学专家之间的交流和转诊，已被广泛用于评定脊柱不稳定程度。此外，SINS 已被纳入多种治疗指南，使其对脊柱肿瘤相关不稳定的报告和定义更加统一，同时使不稳定脊柱转移的治疗方法更加标准化，并最终改善临床结果。

（2）脊髓压迫程度评估

常用脊髓压迫程度评估是硬膜外脊髓压迫（epidural spinal cord compression，ESCC）分级，是一种可靠和信息丰富的工具，可以指导治疗决策，该量表考虑了放射肿瘤学的最新进展和脊柱肿瘤手术治疗的相关修改。

（3）设计治疗方案

现代转移性脊柱肿瘤的治疗框架必须强调持久的肿瘤控制，尽量减少与治疗相关的发病率，同时考虑有效

的药物、放射和手术治疗方案来实现这一目标。NOMS
流程图提供了一个促进决策和优化患者护理的框架。

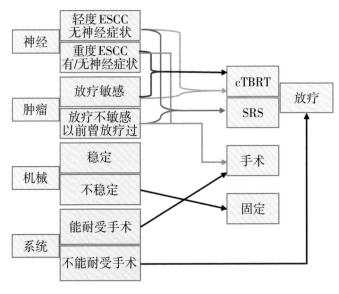

cEBRT常规外放疗；ESCC硬膜外脊髓压迫；SRS脊柱立体定向放疗。

（4）病理性骨折风险评估

Mirel's评分系统是临床上常用于病理性骨折风险评
估的方法，确保基于客观的临床和X线特征对每个危险
因素进行准确分析。该系统根据风险程度为每个风险因
素分配1分、2分或3分，最高可获得12分。在判断即
将发生的骨折风险时，这些因素的总和应该比任何单一

因素提供更大的准确性。

3.治疗疗效的评估

骨转移癌骨损伤患者在接受药物、放疗、手术等过程中，应根据治疗周期进行治疗疗效评估，以判断治疗的有效性。疗效评价主要从患者症状、实验室检查及影像学检查等多个方面综合进行。

一般来说，患者主观骨痛症状的减轻，骨损伤边界清晰化、密度增高，软组织包块体积缩小，骨损伤中心出现液化坏死，ECT或PET-CT提示摄取减少等，均可能提示骨损伤治疗有效。

治疗后疗效评估系统有疼痛等级评分、QLQ-BM22亚量表评分、QLQC15、QLQ-C30、生物标志物评估（包括碱性磷酸酶和乳酸脱氢酶）以及中位总生存时间。次要评估指标包括并发症类型以及主要和次要并发症的比率。

4.恶病质评估

难治性恶病质是骨转移癌骨损伤终末期的一种常见表现，与WHO提出的患者表现状态和预期寿命小于3个月的有限自我护理或完全残疾情况相对应。此时，患者预计不会受益于任何体重管理治疗，治疗干预仅限于缓解恶病质相关并发症，因此强调了患者治疗过程中评估的重要性。

存在以下一种或多种症状，患者被视为恶病质：①过去6个月内体重下降>5%；②体重下降>2%，体重指数（BMI）低于20；③体重下降>2%，上臂中部肌肉面积（MUMA）检测到的肌减少（男性<32 cm²；女性<18 cm²），双能X射线吸收测定法（DXA）测定的阑尾骨骼肌指数（男性<7.26 kg/m²；女性<5.45 kg/m²），计算机断层扫描（CT）测定的腰椎骨骼肌指数，男性<55 cm²/m²；女性<39 cm²/m²），或生物电阻抗法（BIA）测定无骨脂肪质量指数（男性：<14.6 kg/m²；妇女：<11.4 kg/m²）。

（六）治疗

骨转移癌骨损伤的治疗需要多学科综合治疗（MDT），化疗、放疗、激素、靶向治疗、外科手术干预等多种手段的综合方案。骨转移癌骨损伤患者的治疗目的是减轻疼痛和提高生活质量，治疗决策主要取决于其位置、患者的一般情况和迄今为止患者所接受的治疗，通常是局部治疗和全身治疗相结合。

1.治疗目标

骨转移癌骨损伤总的治疗目标是：延长生存时间、缓解症状、降低骨折风险和提高生活质量（QoL）。随着寡转移、微创手术、立体定向消融RT（SABR）、放射外科（SRS）、热消融和免疫、靶向等全身抗癌治疗新概念的出现，多学科治疗骨转移癌骨损伤的方案发生了质的转变，其治疗目的也相应添加了日常生活活动（ADL）和功能的保持。

2.治疗原则

（1）患者治疗的预期寿命应超过治疗的恢复时间。

（2）所有骨损伤区域以及随后可能损伤的区域都应在干预处理的范围内。

（3）治疗后应能尽早负重，并且能延长患者的预期寿命。

（4）多学科综合治疗，个性化制定治疗方案。

3.治疗方案

（1）病因治疗

原发病灶癌症的治疗方案应参考相应的治疗指南。

（2）骨转移癌导致骨痛（CIBP）的管理

CIBP处理原则：根据患者病情、体力状况、疼痛的部位及其特点，采取恰当的综合治疗手段，达到消除疼痛，提高生活质量的目的。

CIBP的管理需要多学科方法，包括非治疗措施以及治疗措施（手术、放射治疗和消融治疗）。

医学治疗包括全身抗癌疗法（SAT）、镇痛剂、破骨细胞抑制剂疗法和骨靶向放射药物疗法。

消融疗法包括冷冻消融、微波消融、射频消融和高强度聚焦超声。

手术措施包括重建不稳定的脊柱或固定即将发生的骨折、椎体成形术和脊髓减压手术。这些措施通常需要6个月以上的预期寿命和良好的全身状态。通常需要结合外束RT或立体定向体RT作为额外疼痛控制的辅助治疗。

止痛药物应遵循世界卫生组织癌症疼痛治疗的基本原则，即首选口服及无创途径给药、依照阶梯给药、按时给药和个体化给药，同时注意具体细节。合理用药可使多数患者的疼痛得到良好控制；对于严重疼痛，服用强效阿片类药物；除了镇痛药，皮质类固醇可用于治疗多种骨骼疾病的疼痛。此外，肿瘤骨转移患者因疼痛和行动受限等因素还常合并焦虑及抑郁等精神症状，对于此类神经性和混合性疼痛，建议将镇痛药与抗抑郁药或抗惊厥药联合使用。

（3）内分泌治疗

内分泌治疗是骨转移癌骨损伤治疗中最基本的治疗方式，主要方式有：手术和激素药物、受体抑制剂、生物合成抑制剂。

①乳腺癌骨转移

对于激素受体阳性、Her-2阴性、不伴广泛的或症状明显的内脏转移的乳腺癌骨转移患者可优先考虑内分泌治疗。

芳香化酶抑制剂+CDK4/6抑制剂、氟维司群+CDK4/6抑制剂、单药氟维司群等均为可选方案，近年来，HDAC抑制剂、PI3K抑制剂等亦有循证证据。

应参考患者在辅助治疗阶段及复发转移后使用内分泌药物的种类、时间和月经状态进行。对于既往内分泌治疗有效（临床有效或持续稳定）的患者，无论是否绝经，仍有可能从后续内分泌治疗中获益，故在疾病进展后可换用其他不同机制的内分泌药物治疗。

连续三线内分泌治疗无效通常提示内分泌治疗耐药，应换用化疗。治疗药物详见乳腺癌治疗指南。

②前列腺癌骨转移

雄激素剥夺治疗（androgen deprivation therapy,

ADT）是骨转移前列腺癌的基础治疗。内分泌治疗主要方式有：手术或药物单纯去势、雄激素受体抑制剂、雄激素生物合成抑制剂、最大限度雄激素阻断（maximal androgen blockade，MAB）。

阿帕鲁胺（apalutamide）是一种新的非甾体雄激素受体抑制剂，其与雄激素受体的结合力是比卡鲁胺的7-10倍，能够强效抑制雄激素受体的功能，SPARTAN临床试验研究显示阿帕鲁胺相比安慰剂能明显延长非转移去势抵抗性前列腺癌患者无转移生存期的中位时间（40.5月 vs. 16.2月）。

恩杂鲁胺也是非甾体雄激素受体阻断剂，其与雄激素受体的结合力是比卡鲁胺的5-8倍，能够强效抑制雄激素受体的功能。AFFIRM临床试验显示，对于经过多西他赛化疗的CRPC患者，口服恩杂鲁胺组较安慰剂组能明显延长总生存率（18.4月 vs. 13.6月）。

醋酸阿比特龙是雄激素生物合成抑制剂，通过抑制雄激素合成途径的关键酶CYP17，从而抑制睾丸、肾上腺、前列腺癌细胞的雄激素合成。国际COU-AA-301研究表明，对于多西他赛化疗后进展的转移性去势抵抗性前列腺癌（metastatic castration-resistant prostate cancer，

103

mCRPC）患者，醋酸阿比特龙联合泼尼松治疗组较安慰剂联合泼尼松组能明显延长患者中位生存期（15.8月 vs. 11.2月），降低死亡风险26%。

（4）化疗方案

根据病理及分子生物学结果制定化疗及免疫靶向治疗方案。

①化疗

骨转移患者在经过手术和或放疗的局部治疗后，采用全身新辅助或辅助抗癌化疗。对于激素受体阴性、Her-2阳性、伴有广泛的或有症状的内脏转移、疾病发展较快以及激素受体阳性但对内分泌治疗无效的乳腺癌骨转移患者应考虑化疗。

联合化疗通常起效快，作用强，有更好的客观缓解率，适合肿瘤生长较快、肿瘤负荷较大或广泛内脏转移的患者，但是常伴有明显的不良反应，可能影响患者的生存质量且生存获益有限。

对于肿瘤生长较慢、肿瘤负荷较小、无明显症状，难以耐受联合化疗的患者可考虑单药序贯化疗。单纯骨转移患者一般不采用联合化疗。化疗方案详见乳腺癌治疗指南。

对于乳腺癌骨转移患者，应尽量再次检测骨转移灶的 Her-2 状态，对 Her-2 阳性（免疫组织化学强阳性或荧光原位杂交检测显示 HER-2 基因扩增）的乳腺癌骨转移患者，应以抗 Her-2 治疗作为基础。抗 Her-2 治疗一线方案应首选曲妥珠单抗（trastuzumab）及帕妥珠单抗（pertuzumab）双联靶向抗 Her-2 治疗联合紫杉类药物。治疗药物详见乳腺癌治疗指南。

②免疫治疗

在骨微环境内骨髓免疫对癌细胞生长进展有着复杂作用和机制，引起了学者们对消除骨转移癌的新型免疫治疗干预潜力的关注。

肿瘤细胞可以促进骨髓细胞产生促炎症细胞因子，如白细胞介素-6（IL-6）和肿瘤坏死因子-α（TNFα），以及促进增殖和血管形成的生长因子，包括 TGFβ 和血管内皮生长因子（VEGF）。

癌细胞招募骨髓细胞进入原发肿瘤微环境，在那里它们可以抑制抗肿瘤免疫力，促进慢性炎症，导致癌细胞增殖和扩散。

阻断免疫检查点是目前肿瘤免疫治疗中研究最多、应用最广泛的方法之一。免疫检查点，如程序性细胞死亡蛋白1（PD-1）、程序性细胞凋亡配体1（PD-L1）和细胞毒性T淋巴细胞相关蛋白4（CTLA4），是介导肿瘤免疫逃逸的最重要的信号分子。

2011年美国食品和药物管理局（FDA）批准第一种CTLA-4抑制剂（ipilimumab），PD-1抑制剂（尼沃单抗、彭布罗珠单抗）和PD-L1抑制剂（atezolizumab、阿维鲁单抗和杜伐单抗）。

③靶向治疗

由于纳米颗粒或微球和具有可控性质的可植入生物材料发展，靶向和局部药物递送系统可以优化化疗药物的生物分布。

药物递送动力学可以通过智能和持续/局部药物递送系统进行优化，以实现器官靶向响应性递送和持续递送。

这些精心制造的药物递送系统具有特殊的基质、结构、形态和修饰，可以通过整合多种药物或多种功能，最大限度地减少系统递送引起的意外毒性，实现组织器官、甚至细胞器的靶向递送，并达到预期效果。

（5）骨改良药物

①双磷酸盐类

双膦酸盐类药物（BPs）是一类用于防止骨转移和

干预恶性肿瘤骨相关事件的重要药物。BPs能够紧密地结合在钙化的骨基质上，通过抑制破骨细胞的活性和或减少破骨细胞的数量，抑制骨吸收，可用于治疗骨质疏松症、恶性肿瘤骨转移以及并发的高钙血症等。

影像学检查提示有骨破坏或骨转移癌时，如无应用禁忌证，均推荐应用骨改良药物治疗，只存在骨转移风险（LDH或ALP增高）但未确诊骨转移癌的患者不推荐使用骨改良药物治疗。随机临床试验证实，双磷酸盐的应用可明显降低骨痛、病理性骨折、高钙血症等骨相关事件的发生，改善患者的生存质量。

双膦酸盐类药物目前已发展至第三代，第三代双膦酸盐延长了侧链，药物活性进一步增强，如加入饱和羟链的伊班膦酸钠和环状结构的唑来膦酸。第三代双磷酸盐药物（唑来膦酸、伊班膦酸钠和因卡膦酸二钠）除能减轻症状，还能降低骨转移的高钙血症，增加骨质密度，减少骨代谢紊乱。

确诊骨转移癌骨损伤患者首选推荐唑来膦酸及伊班膦酸，用于治疗骨转移的中位时间为9~18个月，每3个月1次的使用可有效预防SREs的发生，持续给药18~24个月能够明显降低SREs的发生率。

即使在应用双膦酸盐治疗过程中发生SREs，仍建议继续用药，并根据患者获益情况考虑是否长期用药。

药物性颌骨坏死是一种因为治疗颌骨以外的疾病需要使用双膦酸盐类药物或其他靶向药物后而发生的严重颌骨坏死并发症，发生率为1%~9%。药物性颌骨坏死多发生于下颌骨（约2/3以上），约1/4发生于上颌骨，也可上下颌骨同时累及。治疗前需要口腔评估，定期随访，做好自身的口腔护理。

治疗过程中应尽早补钙并定期监测血清钙或钙离子含量，避免严重低钙血症的发生。用药前应进行肾功能评估，用药过程中定期监测肾功能，及早发现肾脏损伤并尽早予以必要的干预措施。

流感样症状相对其他不良反应发生率高，但多为一过性，且通过对症处理可明显缓解，必要时可予以预防用药。

②地舒单抗

研究显示地舒单抗可以延迟骨转移癌患者SREs发生时间，降低SREs发生次数，效果优于双膦酸盐。

地舒单抗通过与RANKL结合，从而抑制破骨细胞表面受体RANK及其下游信号通路的激活，使破骨细胞前体分化受损，从而使破骨细胞的增殖和功能受损甚至凋亡。

地诺单抗有一个方便的、每4周一次的皮下给药计划，建议使用120毫克。与地诺单抗相关的罕见但严重的毒副作用包括颌骨坏死、低钙血症和非典型股骨骨折事件，治疗中止后有多处椎体骨折的报道。

（6）放疗

放疗的选择取决于许多因素，包括疾病状态、总体生存预后、合并症、对未来全身治疗的可能耐受性、肿瘤是否对辐射敏感、患者是否曾接受过辐射、受累程度、从发病到诊断的时间以及诊断时的活动状态。淋巴瘤、骨髓瘤、小细胞肺癌、前列腺癌、乳腺癌和卵巢癌对辐射相对敏感。

恶性骨骼转移的放射治疗的主要目的是：缓解骨疼痛，降低病理性骨折的风险，抑制病变进展。放疗不仅是原发病灶的主要治疗方式，也是骨转移癌的有效治疗手段。放疗方式分为体外照射和体内照射。

①体外照射

体外照射是骨转移瘤姑息性放疗的首选方法，能达到缓解疼痛、预防病理性骨折、缓解脊髓压迫症状和促进病理骨折愈合的目的。

体外照射：局部或区域放疗，骨转移放射治疗的常规放疗方法。体外照射适应证：用于有骨疼痛症状的骨转移灶，缓解疼痛及恢复功能；选择性地用于负重部位骨转移的预防性放疗（如脊柱或股骨转移）。

体外放疗常用的剂量及分割方法（选择下列方法之一）：300 cGy/次，共10次；400 cGy/次，共5次；800 cGy/次，共1次。

体外照射是骨转移姑息性放疗的首选方法，局部放疗可迅速有效地缓解骨破坏和软组织病变导致的疼痛，减缓局部疾病进展。外束放射治疗联合镇痛药物是晚期骨转移疾病的基本姑息治疗，是一种非常有效的疼痛缓解治疗方法。除杀死肿瘤和炎症细胞，防止邻近神经不适外，它还通过破坏破骨细胞促进骨化，从而稳定骨骼。

②体内照射

放射性核素全身性体内照射放疗是骨转移癌可供选择的放疗方法，酌情选择性用于有严重骨疼痛的全身广泛性骨转移患者。全身放射性核素治疗后骨髓抑制发生率较高，恢复较慢（约12周）。

放射性核素治疗对治疗多发骨转移癌具有确切疗效，但应严格掌握适应证。体内照射仅考虑选择性应用于全身广泛性骨转移患者缓解骨痛症状，且^{99m}Tc-MDP骨显像证实骨转移病灶处有浓聚的病例。

体内照射是指用放射性核素治疗，主要包括^{89}Sr治疗和^{125}I粒子植入。

^{89}Sr适用于诊断明确的全身多发骨转移癌。由于多数患者接受^{89}Sr治疗后会出现较长时间的骨髓抑制，导致全身化疗中断或延期，因此在临床上并不优先推荐。

^{125}I粒子植入治疗骨转移瘤有较高的局控率及近乎100%的疼痛缓解率，但由于粒子位置的准确性缺乏有效的控制方法，造成治疗计划的执行可能存在较大误差，此方法主要适用于不适合手术或体外照射以及手术或体外照射后复发的患者。

③调强适形放疗

调强适形放疗（intensity modulated radiation therapy，IMRT）三维适形放疗（three-dimensional conformal radiation therapy，3D-CRT）技术的出现，较普通放疗显著提高了放疗效率，同时降低了对周围组织损伤和并发症。

随着放疗技术的发展，而对于脊柱，骨盆等骨转移部位，因为紧邻脊髓、马尾等重要复杂解剖结构，立体定向放疗成为主流治疗技术。

SBRT又称立体定向消融放疗（stereotactic ablative radiotherapy，SABR），通过提高单次放疗剂量增加细胞杀伤效应，该方法精度高，且对正常组织损伤小。

SBRT治疗脊柱寡转移的局控率为70%~100%，与全脊椎整块切除术的疗效相似。部分单纯骨转移的乳腺癌患者在SBRT治疗后可存活超过10年。SBRT对于骨转移灶有更好的局部控制率。

（7）消融治疗

目前常用的有CT介导的热消融技术、高强度聚焦超声波消融技术。

射频消融的适应证：用于脊柱手术中通过消融椎体转移性恶性病变的姑息治疗。

禁忌证：心脏起搏器或其他电子设备植入的患者，C1-C7椎体水平的脊柱肿瘤。

工作原理是高频交流电通过组织时形成摩擦并产生热量，将热能传导穿过组织以形成最终消融区域，导致消融区域内癌细胞凝固死亡，直接射频加热通常出现在探头周围几毫米的范围内，射频穿刺针头中心温度达到90℃~95℃，周边温度70℃。

（8）手术治疗

①手术治疗原则

预计病人可存活三个月以上；全身状况好，能够耐受手术创伤及麻醉；预计外科治疗后较术前有更好的生活质量，能够立即活动，要有助于进一步治疗和护理；预计原发肿瘤治疗后有较长的无瘤期；经全身治疗后，溶骨病灶趋于局限、骨密度增高；孤立的骨转移病灶；病理骨折风险高者。

②外科治疗的目的

a.明确肿瘤的组织学性质，以利于肿瘤的进一步治疗；

b.获取病灶的组织标本，便于分子病理学及遗传学分析，利于靶向及免疫治疗；

c.缓解骨转移引起的疼痛；

d.预防以及治疗骨折；

e.提高患者生存质量；

f.减少或避免患者长期卧床所引发的深静脉血栓形成、坠积性肺炎等并发症。

③手术治疗适应证

骨损伤固定术、置换术和神经松解术手术治疗选择性用于病理性骨折或脊髓压迫，预期生存时间>3月的骨转移患者。

预防性固定术选择性用于负重长管状骨转移灶直径>2.5 cm，骨皮质破坏>50%，预期生存>3月的骨转移患者。

负重长管状骨内固定的适应证：正常活动预计将会发生骨折；病理性骨折；病变直径>2.5 cm或>1/2骨皮质的溶骨性破坏；疼痛非手术治疗无效。

脊柱转移癌手术适应证：脊柱不稳或有椎体塌陷；肿瘤压迫导致明显的神经功能障碍；对放疗、化疗或激素治疗均不敏感的肿瘤；顽固性疼痛非手术治疗无效；需要进行病理组织学确诊；肿瘤环硬脊膜生长、压迫脊髓。

骨盆转移癌手术适应证：髋臼即将或已发生病理骨折；顽固性疼痛；对侧即将发生骨折。

④手术时机

a.尽可能在骨折发生前进行外科干预；

b.Mirel's评分系统可有效评估病理骨折风险，指导预防性内固定；

c.评分≤7分可继续内科治疗或放疗、暂不考虑手术；

d.评分>等于9分者应手术治疗，预防性内固定。

⑤手术方式选择

手术方式的选择取决于病变位置及患者预期寿命，应充分体现个体化。

总的来说，对于预期寿命较短、全身治疗效果不佳、疾病进展迅速、病变数量较多的患者，病变位于肢体的应以姑息性固定手术为主，位于脊柱的应以神经根减压、脊髓减压、分离手术为主，尽量恢复骨的连续性和机械性，缓解疼痛，减轻神经和脊髓的物理性压迫，为放疗提供条件。

对于预期寿命较长、全身治疗有效、疾病进展相对缓慢、孤立性病变的患者，应更多考虑病变切除、重建的手术方式，以期一次手术能为患者在后续生存期内达到控制局部肿瘤和恢复肢体功能的目的。手术干预必须适合疾病的阶段、患者的状况以及患者的偏好和愿望。一般来说，手术选择包括使用髓内钉，脊钢板和螺钉，骨水泥补充，内假体，或这些的组合。

骨盆转移癌的手术治疗方式则要结合转移部位的解剖特点进行。累及髋臼的病灶可出现负重疼痛，应选择病灶刮除骨水泥结合内固定或全髋关节置换；对不涉及力学传导的区域如髂骨翼、耻和坐骨，叮选择单独切除、消融或放疗的方式。

（9）高血钙治疗方法

a.扩容、促尿钙排泄；

b.利尿：争取尿量达到3~4 L，避免用噻嗪类利尿剂，限制钙摄入；

c.抑制破骨细胞活性：常用双膦酸盐，适用于中度或重度高钙，推荐确诊后尽早用药，2~4日起效，4~7日达最好疗效，60%~70%患者，血钙降至正常水平，效果持续1~4周，再次用药与前次间隔7~10天；

d.峰钙素：起效快，但疗效不如双膦酸盐。

（七）康复

1.营养支持

欧洲临床营养与代谢学会（ESPEN）建议：①筛查营养风险，无论BMI或减肥史如何；②评估食物摄入、身体成分、炎症、能量消耗和身体功能；③全面评估患者的临床、心理和社会状况；④针对营养、社会和运动制定量身定制的干预措施；⑤采用个体化多模式治疗，以改善营养摄入，减轻炎症和代谢压力，并增加体力活动。

2.运动康复

研究表明，运动可降低31%~67%的肿瘤生长速度，并可降低肿瘤转移风险，其相关生物学机制主要体现在以下3个方面：代谢改变，肿瘤血管生成以及机体免疫调节。

运动被认为可以影响癌症发病的某些机制，可降低肿瘤的生长速度和复发转移风险，提高患者生存率，除了对肿瘤本身的抵抗作用，还可提高抗肿瘤治疗的疗效。

有氧运动、抗阻运动、有氧运动联合抗阻运动可以改善常见的癌症相关症状，包括焦虑、抑郁、疲乏以及改善其心血管健康状况，增强肌肉力量，提高身体机能和生活质量。

运动干预可加速患者术后机能恢复，改善患者放、化疗引起的癌因性疲乏等症状，在一定程度上能改善恶性肿瘤生存者预后，降低死亡风险等，可降低26%~69%的肿瘤特异性死亡风险。应鼓励身体活动和锻炼，以提高肌肉力量、耐力、感觉运动功能、灵活性和功能状态。此类康复计划应根据个人情况量身定制和调整，以维持患者的病情并将风险降至最低。在康复过程中应注意充分掌握患者和护理人员的信息，开展有关身体活动的教育，制订维持肌肉质量的特定营养计划，以及新残疾患者的心理评估。

三、肿瘤相关治疗导致的骨损伤

（一）控肿瘤药导致的骨损伤

骨恶性肿瘤患者常常需要接受化疗、靶向治疗、免疫治疗、激素替代治疗等综合治疗，使用的药物会影响骨细胞的活力和数量，导致骨量丢失，骨损伤风险明显增高。如长期大剂量应用甲氨蝶呤会降低成骨细胞的活性，增加破骨细胞的数量而引起骨质疏松，甚至可能导致甲氨蝶呤骨病（骨痛、压缩性骨折等）；环磷酰胺易引起成骨细胞损伤造成骨发育不全，影响骨代谢；阿霉素则会通过抑制成骨细胞活性，使骨髓质和骨皮质的厚度下降。若应用化疗药物的同时合并其他常见的骨损伤风险因素，包括长期使用糖皮质激素、甲状腺激素以及抗癫痫药物等，将导致SREs发生风险进一步增加。

1.化疗药物相关骨损伤机制

常见化疗药物导致骨损伤的机制：一是通过降低成骨细胞活性、增加破骨细胞生成引起骨质疏松；二是引起肾毒性，导致钙磷代谢异常，从而引起低钙血症、低镁血症，影响骨形成；三是许多化疗药物可以引起骨髓抑制，增加骨吸收导致骨损伤。

骨形成（成骨细胞，OBs）和骨吸收（破骨细胞，OCs）之间的动态平衡受到多种因素的精细调节，其中RANKL/RANK/OPG轴的异常激活在骨吸收中起主要作用。RANK过度表达会导致破骨细胞数量增多，造成大量的骨吸收，降低了骨密度（BMD），导致骨骼脆弱和骨质疏松。此外，骨损伤重塑过程还受到多种内分泌因素的调节，如甲状旁腺激素（PTH）、$1,25(OH)_2D_3$、降钙素（CT）、雌激素和雄激素等。

OCs起源于造血祖细胞，并在多种因素的影响下分化，包括巨噬细胞集落刺激因子（M-CSF）、RANKL和骨钙素（OPG）；OBs成熟受多种生长因子、受体和转录因子的调节，其中一些是Runt相关转录因子2（Runx2）、成纤维细胞生长因子（FGF）、PTH和成骨相关转录因子抗体（Osterix）。

雄激素和雌激素以及其他生殖激素在保持骨骼健康方面起着至关重要的作用。雄激素促进OBs分化和活性，同时抑制OCs前体，阻断RANKL诱导的信号通路激活。雄激素的合成代谢和抗吸收作用也受到特定生长因子的调节，如受到胰岛素样生长因子（IGF）和转化生长因子β（TGF-β）的上调以及白细胞介素-6（IL-6）的下调。在雄激素剥夺治疗（ADT）介导的骨丢失中，小梁骨和皮质骨都受到影响，导致BMD降低和骨完整性破坏。雌激素通过雌激素受体α、β（ERα、ERβ）促进成骨细胞增殖，促进胶原合成，提高骨矿化，抑制破骨细胞活性，诱导破骨细胞凋亡，维持骨密度，保护骨组织，两者均由OBs和OCs表达。此外，雌激素可以影响免疫系统反应，通过抑制单核细胞分泌促炎细胞因子（IL-6和TNF-α）、核因子活化B细胞κ轻链增强子（NF-κB），刺激OBs分化和OCs凋亡。雌激素的缺乏会增加骨细胞死亡，导致骨重建单位（BMU）数量显著增加，增加皮质孔隙度并扩大小梁表面的吸收面积，导致骨脆性增加。这种现象是由于雌激素和细胞因子间的复杂相互作用，导致OBs凋亡增加、OCs寿命的增加并在骨表面募集。

（1）烷化剂及铂类药物导致的骨损伤

烷化剂及铂类药物的抗癌机制是通过配体与DNA链中的一个碱基反应，形成DNA交联复合物，导致DNA变形和扭曲，进而被一种或多种结合蛋白识别，启动细胞凋亡或DNA破坏的修复程序。常用烷化剂和铂类药物主要有环磷酰胺、顺铂、氮芥、异环磷酰胺、卡莫司汀、洛莫司汀等。它们会沉积在肾皮质，对近端小管造成严重损害，进而导致肾损害，甚至肾衰竭，引起钙磷代谢异常、低镁血症等，最终造成骨损伤。

环磷酰胺及其代谢产物磷酰胺芥能够以剂量依赖的方式损害颗粒细胞和卵母细胞，导致性腺毒性效应，从而降低雌激素水平。此外，环磷酰胺可以通过阻断成骨细胞和破骨细胞前体的分裂，从而抑制骨形成和吸收，造成药物性骨损伤。

（2）细胞毒性抗生素导致的骨损伤

具有抗生素活性的天然化合物，抗肿瘤作用机制多样，应用广泛，代表药物有：阿霉素、平阳霉素、放线菌素D、丝裂霉素及博来霉素等。细胞毒性抗生素虽然比环磷酰胺的性腺毒性小，但也可以通过TGF-β诱导卵巢早衰和体外破骨细胞分化增加，进而造成骨损伤。

（3）抗代谢类导致的骨损伤

抗代谢类药物可分为抗叶酸、嘌呤类似物、嘧啶类似物，常见的代表药物有：甲氨蝶呤、5-氟尿嘧啶、阿糖胞苷以及培美曲塞，主要是通过干扰 DNA 和 RNA 的合成起到抗肿瘤作用。甲氨蝶呤是二氢叶酸还原酶的竞争性抑制剂，通过抑制 Wnt 信号通路影响成骨细胞增殖和分化，诱导骨细胞发生凋亡；通过炎症细胞因子的诱导，促进破骨细胞分化，导致骨损伤。甲氨蝶呤还可以导致 68% 的绝经前妇女卵巢功能衰竭、发生继发性闭经，从而引起雌激素水平降低，导致骨损伤和骨质疏松。

（4）激素替代治疗导致的骨损伤

芳香化酶抑制剂（如阿那曲唑、来曲唑等）是治疗雌激素受体阳性乳腺癌常用的激素疗法，芳香化酶抑制剂在数周至数月内显著降低循环雌激素水平，甚至在绝经后妇女中也是如此。雌激素水平的降低可以抑制破骨细胞凋亡、增加破骨细胞活性，促进骨吸收，加速骨量丢失，增加骨损伤风险。

大多数局部晚期或前列腺癌骨转移的患者把雄激素剥夺治疗（ADT）作为治疗的金标准，通过 LHRH 激动剂、LHRH拮抗剂来降低体内的雄激素，从而实现ADT治疗。ADT开始后，睾酮水平迅速下降，在2~4周内达到最低水平（睾酮低于正常水平的5%）。尽管ADT显著提高了前列腺癌患者的生存率，但它会导致骨量大量丢失，另一个严重后果是肌肉质量损失，造成虚弱并增加跌倒风险，使患者面临骨损伤甚至危及生命的风险。此外，促性腺激素释放激素激动剂（如戈那瑞林、戈舍瑞林）也会抑制体内雌激素和雄激素水平，选择性雌激素受体调节剂（如托雷米芬和雷洛昔芬）通过抑制雌激素活性，进而增加骨损伤风险。

在前列腺癌和多发性骨髓瘤患者的治疗中，皮质类固醇常与其他抗肿瘤药物一起使用。皮质类固醇可以导致成骨细胞活性降低、凋亡增加，减少肠道钙吸收、增加尿钙流失和诱发性腺功能减退等，导致骨损伤风险增加。

（5）植物类抗癌药导致的骨损伤

植物类抗癌药多是植物碱和天然产品，通过抑制有丝分裂或酶的作用，从而抑制细胞再生必需的蛋白质合成。代表性的紫杉烷类药物、长春花生物碱、拓扑异构酶抑制剂等，此类药物可导致骨髓抑制、骨吸收增加，引起骨损伤。

（6）靶向治疗导致的骨损伤

常用于胃肠道间质瘤和白血病的靶向药物（如伊马替尼、达沙替尼等）可以靶向血小板衍生生长因子（PDGF）受体和巨噬细胞集落刺激因子（M-CSF）受体，而该类受体在骨微环境中也发挥着重要作用，导致干骺端的成骨细胞活性降低，破骨细胞活性增加，从而导致骨损伤风险增加。

酪氨酸激酶抑制剂（如舒尼替尼、索拉非尼等），临床上用于治疗转移性肾细胞癌、晚期肝细胞癌和胰腺神经内分泌肿瘤等，但该类药物通过影响甲状旁腺激素，引起钙磷代谢异常，导致骨损伤的发生。

（7）免疫治疗导致的骨损伤

免疫检查点抑制剂（ICIs）的常用靶点包括细胞毒性T淋巴细胞相关蛋白-4（CTLA-4）、程序性细胞死亡蛋白-1（PD-1）和程序性细胞死亡配体-1（PD-L1）。免疫检查点抑制剂（ICIs）可以改善晚期癌症的预后，但也会导致免疫相关不良事件（immune-related adverse events，IRAE），IRAE通常累及皮肤、胃肠道、内分泌器官、肺或肌肉骨骼系统，其中，骨损伤引起的疼痛较为常见。ICIs可以通过激活T细胞增强骨吸收，从而导致骨量丢失和骨质脆弱，增加骨折风险。管理IRAE的核心原则包括早期识别、及时干预和跨专业协作。

（8）控肿瘤药导致的骨损伤对生长的影响

骨骼结构最明显的生长发生在儿童和青少年的成熟期，且骨骼的稳态在整个生命周期中仍然是一个动态系统，当该年龄段癌症患者使用抗肿瘤药物时，会破坏该动态系统，导致骨损伤，影响患儿骨骼的生长。对生长的影响考虑与以下原因有关：一是化疗药物对卵巢和睾丸的直接损害，导致性激素缺乏和性腺功能减退；二是化疗药物导致生长激素分泌减少；三是化疗药物引发胃肠道症状、营养欠佳和体力活动减少等。

2.化疗药物导致的骨损伤诊断

目前常用的骨损伤风险筛查评估工具有：骨折风险评估工具（FRAX）、骨质疏松症风险评估工具、骨质疏松风险指数（OSIRIS）和骨质疏松症自我评估工具（OST）等。当肿瘤患者应用上述化疗药物进行抗肿瘤治疗，特别当出现乏力、骨痛等骨骼肌肉系统的症状时，应定期应用上述评估工具进行风险筛查，早期诊断、早期干预，避免严重SREs的发生。

3.化疗药物导致的骨损伤预防和治疗

预防和治疗骨损伤对肿瘤患者的整体健康至关重要，因为在长期的抗肿瘤治疗过程中，需要药物和非药物方法的长期平衡，以保持并在可能的情况下加强骨的结构硬度。骨健康的初步评估应通过测量血钙、血磷、25（OH）D_3、PTH、血红蛋白、C-反应蛋白、碱性磷酸酶、肌酐清除率和蛋白质电泳（血清和/或尿液）水平等来完成。骨损伤的预防和治疗建议从改变生活方式开始，即减少饮酒和戒烟，以及定期和适度的运动；进一步补充维生素、蛋白质及矿物质；纠正钙磷代谢异常及药物干预。

（1）补充维生素、蛋白质及矿物质

维生素D、矿物质（如钙、钾、镁）和蛋白质的补充摄入可以有效改善骨密度、降低骨折风险，预防抗肿瘤药物导致的骨损伤。

欧洲骨质疏松症诊断和治疗指南建议：50岁以上每天至少摄入1000 mg的钙、800 IU的维生素D；女性和男性的每日镁摄入量分别为310~360 mg和400~420 mg；每天摄入1.0~1.2 g/kg的膳食蛋白质，每顿至少摄入20~25 g优质蛋白质；保持血清25-羟基维生素D水平

>50 nmol/L 和 1 g/kg 体重的蛋白质。

（2）纠正钙磷代谢异常

恶性肿瘤高钙血症（hypercalcemia of malignancy，HCM）是肿瘤学急症之一，任何癌症都可能导致 HCM，但最常见的恶性肿瘤是肺癌、乳腺癌、多发性骨髓瘤、头颈癌和尿路癌。HCM 的治疗措施：限制钙摄入；静脉液体扩容、利尿、促使尿钙排泄；抑制破骨细胞活性（包括双膦酸盐、皮质类固醇、降钙素和地舒单抗）；纠正低磷血症等。

（3）药物治疗

详见骨转移癌骨损伤治疗及康复。

（二）肿瘤放疗导致的骨损伤

放射治疗是恶性肿瘤治疗的重要手段之一，可以损伤肿瘤细胞 DNA，激活肿瘤细胞一系列的信号通路，诱发肿瘤细胞周期停滞等一系列反应，最终导致肿瘤组织血管损伤和纤维化、细胞坏死、凋亡以及增值侵袭迁移黏附能力的下降，从而达到减少恶性肿瘤复发概率，改善患者预后的效果。

放射治疗的并发症也是显而易见的，放射性骨损伤容易被忽视。放疗后的辐照区域骨组织出现血管损伤以及局部炎症反应，导致骨愈合减慢，容易出现病理性骨折或术后放射治疗导致的骨缺损。而肿瘤侵袭加上局部放射治疗，直接损伤骨组织，导致骨损伤和骨量丢失，增加病理性骨折风险，影响患者生活质量，给家庭和社会带来沉重的经济负担。本文从放疗损伤的机制、临床表现、诊断鉴别诊断、治疗和预防等方面逐一介绍。

1.放射性骨损伤定义

放射性骨损伤，又称放射性反应（radiation-induced reactions，RIR）按照损伤程度及临床表现分为放射性骨质疏松、放射性骨髓炎、放射性骨折、放射性骨坏死（osteoradionecrosis，ORN）和放射性骨发育障碍。盆骨、股骨、椎体等红骨髓丰富部位，受照射后容易发生RIR。在头颈部肿瘤以及子宫颈恶性肿瘤放射治疗中，骶骨、下颌骨ORN是最严重的骨不良反应。术后放疗也因局部伤口愈合不良，辐照区域的骨组织会出现血管损伤以及局部炎症反应，诱发放疗靶区周围相关的骨髓炎和病理性骨折。

2.损伤机制

放射性骨损伤的机制并未完全清楚，主要有以下观点。第一，辐射诱导组织细胞产生活性氧物质，使组织细胞产生炎性细胞因子和趋化因子等，诱发细胞因子级联瀑布效应，导致局部急性炎症。早期表现为微血管功能性改变，如张力减退型、张力障碍、坠积性充血和溢血区形成；晚期则发生血管壁增厚、管腔狭窄、血栓形成，最终导致血管腔闭塞，骨营养障碍并脉管渗漏和闭塞而失去血供，从而导致局部骨组织流失和纤维化、细胞的死亡。第二，骨骼中成骨细胞及骨祖细胞对射线敏感，钙质吸收的射线比周围软组织多30%~40%。当辐照剂量超过阈值水平后，造成骨髓间充质干细胞和成骨细胞的 DNA 损伤等，减少成骨细胞的来源，破坏成骨－破骨细胞的平衡，造成骨流失，增加骨质风险，造成凋亡或增值和分化功能丧失，等同于细胞死亡。第三，一定剂量的电离辐射激活单核巨噬细胞，增加和活化破骨细胞的数量，打破成骨－破骨平衡，增加骨组织流失。

3.病理及临床表现

RIR骨的病理生理学是放疗导致内皮骨髓窦的通透性增加、细胞质肿胀和骨髓细胞迅速降解，骨组织脱钙、细胞变性和坏死，骨重建细胞受损，造成骨质疏松，导致骨降解。若继发细菌感染，易发生骨髓炎、骨坏死或病理性骨折。

骨质疏松：轻者表现为骨小梁稀疏、粗糙；重者骨小梁网眼稀疏，有斑片状透光区，骨皮质显著增厚呈层板状或皮质白线消失。

骨髓炎：皮质密度减低、变薄、表面不光滑，骨质有不规则破坏伴附近骨质疏松，并可见不规则的斑片状透光区，有的伴死骨形成。

骨折：有骨质疏松或骨髓炎基础，两断端有骨质疏松或骨髓炎改变，骨折线一般较整齐。

骨坏死：在骨质疏松区内或骨折断端附近出现不规则的片状致密阴影，夹杂透光区。

骨发育障碍：骨与软骨生长发育迟缓，甚至停滞，骨长度变短，骨干变细，骨皮质变薄。

放射性骨损伤的发生时间为射线照射后的2.4~10.0年，有学者报道骨组织受到射线照射后，最短2.1个月即可出现骨损伤。大多数患者表现为局限性放射性骨炎，骨髓在1~2年内恢复。放射性骨坏死相对罕见，下颌骨ORN发生率为8.6%~44%，骨盆ORN发生率为2.1%~34%，在临床上易误诊为骨转移，骨扫描或MRI检查均有助于区别放射性骨坏死和骨转移。下颌骨ORN可发生在放射治疗后的几个月到几年不等，放疗后4~5

年发生率达到峰值。如放疗后1年内拔牙，ORN的发生风险为8%，放疗后2~5年增加至23%，5年后下降至17%。

4.相关影响因素

骨损伤程度与照射剂量、照射次数、间隔时间等因素有关。照射剂量大、间隔时间短、骨损伤出现时间早、程度重，受同等剂量照射时，一次大剂量照射比分次小剂量照射损伤重。

（1）剂量影响

放射性骨损伤属于确定性效应，存在剂量阈值。对人与哺乳动物的骨组织来说，对射线的耐受性极大。成年人5年内50%并发症发生率的耐受剂量（TD 50/5）为100 Gy，成年人5年内5%并发症发生率的耐受剂量（TD 5/5）为60 Gy。但即使在2 Gy的低剂量，也会出现骨流失和骨损伤的现象。在一定剂量照射（>20.0 Gy）下，骨有机质合成代谢减低，骨组织脱钙，当骨骼中钙水平丢失20.0%~25.0%时，X射线检查可呈现骨脱钙的征象。生长的软骨对放射线敏感，10 Gy的照射剂量即可造成软骨生长减慢或暂时停止生长；10-20 Gy的照射减缓骨生长，>20 Gy的照射造成不可逆损伤。对儿童脊柱以及生长骨照射，均可导致脊柱侧凸、骨的生长紊乱等。成人骨的耐受剂量为30-50 Gy，即可引起骨细胞死亡。照射50-60 Gy即可发生骨损伤，胸骨为55-70 Gy，锁骨为74-102 Gy；也有报道引起胸骨和肩胛骨损伤的累积剂量为15-18 Gy。

（2）危险因素

RIR对细胞和结构损伤的程度取决于治疗相关因素，如放疗设备、临床靶区勾画、照射类型（外照射/腔内照射）、总剂量、放疗持续时间、分割模式、照射体积以及是否联合其他治疗手段等，同时年龄、体重、性别、骨骼合并症（如骨质疏松）和联合用药如皮质类固醇等也是重要的影响因素。如双膦酸盐类药物可通过其他机制引起骨坏死，而化疗、抗血管生成药物与双膦酸盐类药物同时使用可增加发生骨坏死的风险。

（3）放疗方式的影响

随着放疗技术的快速发展，如三维适形放疗（3D-CRT）、调强放疗（IMRT）、立体定向放射治疗（stereotactic body radiotherapy，SBRT）以及质子调强放疗（intensity-modulated proton therapy，IMPT）的出现，可进一步对靶区、正常组织器官的剂量进行调整，保护正常的组织器官，从而获得最精准的放疗效果，同时使RIR的发生率明显降低。需要关注的是，临床研究一般很少关注或报道骨损伤，所以真实世界RIR的发生率可能较报道值有所增加，未来研究应更关注放疗相关骨毒性。

5.诊断

放射性骨损伤的诊断需放疗科、影像科、骨科、耳鼻咽喉科、口腔科等共同协作得出，需结合射线照射史、照射剂量、临床表现和X线片、CT、MRI、骨扫描等综合分析，同时需排除血行感染所致的化脓性骨髓炎、肿瘤骨转移或老年性骨质疏松症等疾病。

骨损伤早期临床症状可不明显，如无大的创伤，骨骼可以在很长时间内维持自身的形态和功能，这也给早期诊断带来困难。因此受照射部位需定期进行影像学评估随诊。

放射治疗导致的骨折现象并不罕见，主要是盆腔照射后的骨盆不全骨折以及股骨头骨折等。放射性骨折的发病机制尚未阐明，可能与接受放射治疗后BMD降低、绝经后雌激素水平下降等因素有关。放射治疗引起的骨折多为不全性骨折，临床症状不明显，可有轻微疼痛，但无特异性，与其他病变较难辨别。影像学检查发现骨折的平均时间为照射后14.1个月，其最佳诊断方法为FDG-PET/CT或骨扫描联合MRI检查。

6.预防和治疗

放射性骨损伤，目前临床上尚无很好的预防方法，对于有辐照史的肿瘤患者，应定期检查，密切随访。

对受到大剂量照射的四肢和其他部位应注意防止过度活动和外力撞击，及时正确处理皮肤及软组织损伤，如出现溃疡应及时手术治疗，用血液循环丰富的皮瓣或肌皮瓣覆盖创面，以改善局部血供，保护骨组织。给予富含钙和蛋白质的饮食，尤其是早期服用活血化瘀、改善微循环和促进组织再生、修复的药物，如复方丹参、谷胱甘肽、降钙素、维生素A、维生素D、司坦唑醇（康力龙）等，以及含钙制剂药物，可以延缓或减少骨损伤的发生。辅以高压氧治疗，部分患者可获得较好疗效。

发生骨髓炎、骨ORN者，在有效抗生素的控制下，及时手术治疗，彻底清除死骨，以带血管蒂的肌瓣或肌皮瓣充填腔穴、修复创面；也可用骨-肌皮瓣同时移植，既可修复骨缺损，又可修复创面。单个指（趾）骨出现骨髓炎、骨坏死时，应及时截指（趾）；如多个指（趾）

或掌骨受累且功能丧失时，可考虑截肢。放疗后牙齿侵入性手术如拔牙为高风险操作，会增加下颌骨ORN的风险，放疗后短期内应尽量避免。

第四章　肿瘤相关骨损伤的临床表现、诊断及治疗

参考文献

1.丁文龙，应大君.系统解剖学（第八版）.北京：人民卫生出版社，2018.

2.胥少汀，葛宝丰，徐印坎.实用骨科学（第四版）.北京：人民军医出版社，2012.

3.吴孟超，吴在德.黄家驷外科学（第七版）.北京：人民卫生出版社，2008.

4.李继承，曾园山.组织胚胎学（第九版）.北京：人民卫生出版社，2018.

5.刘伟，宋慧，董鹏.骨免疫学研究进展.骨科临床与研究杂志，2020，5（2）：124-126.

6.Tsukasaki M，Takayanagi H. Osteoimmunology：evolving concepts in bone-immune interactions in health and disease. Nature Reviews Immunology，2019，19（10）：626-642.

7.Khosla S，Hofbauer LC. Osteoporosis treatment：recent developments and ongoing challenges. The Lancet Diabetes & Endocrinology，2017，5（11）：898-907.

8.葛继荣，王和鸣，郑洪新，等.中医药防治原发性骨质疏松症专家共识（2020）.中国骨质疏松杂志，

2020，26（12）：1717-1725.

9. 陈德才，廖二元，徐苓，等. 骨代谢生化标志物临床应用指南. 中华骨质疏松和骨矿盐疾病杂志，2015，8（4）：283-293.

10. 张萌萌，张秀珍，邓伟民，等. 骨代谢生化指标临床应用专家共识（2020）. 中国骨质疏松杂志，2020，26（6）：781-796.

11. 中华医学会骨质疏松和骨矿盐疾病分会. 骨转换生化标志物临床应用指南. 中华内分泌代谢杂志，2021，37（10）：863-874.

12. Siegel RL，Miller KD，Fuchs HE，et al. Cancer statistics，2022. CA：A Cancer Journal for Clinicians，2022，72（1）：7-33.

13. Bethesda. SEER cancer statistics fact sheets：bone and joint cancer.（2019-01-23）.[2022-12-16].

14. De Pinieux G，Karanian M，Le Loarer F，et al. Nationwide incidence of sarcomas and connective tissue tumors of intermediate malignancy over four years using an expert pathology review network. PLoS One，2021，16（2）：e0246958.

15. Gatta G, Capocaccia R, Botta L, et al. Burden and centralised treatment in Europe of rare tumours: results of RARECAREnet-a population-based study. Lancet Oncology, 2017, 18 (8): 1022-1039.

16. Strauss SJ, Frezza AM, Abecassis N, et al. Bone sarcomas: ESMO-EURACAN-GENTURIS-ERN PaedCan Clinical Practice Guideline for diagnosis, treatment and follow-up. Annals of Oncology, 2021, 32 (12): 1520-1536.

17. Moschen AR, Kaser A, Enrich B, et al. The RANKL/OPG system is activated in inflammatory bowel disease and relates to the state of bone loss. GUT, 2005, 54 (4): 479-487.

18. Lentzsch S, Gries M, Janz M, et al. Macrophage inflammatory protein 1-alpha (MIP-1 alpha) triggers migration and signaling cascades mediating survival and proliferation in multiple myeloma (MM) cells. Blood, 2003, 101 (9): 3568-3573.

19. Han JH, Choi SJ, Kurihara N, et al. Macrophage inflammatory protein-1alpha is an osteoclastogenic factor

in myeloma that is independent of receptor activator of nuclear factor kappaB ligand. Blood，2001，97（11）：3349-3353.

20. Giuliani N，Colla S，Sala R，et al. Human myeloma cells stimulate the receptor activator of nuclear factor- kappa B ligand（RANKL）in T lymphocytes：a potential role in multiple myeloma bone disease. Blood，2002，100（13）：4615-4621.

21. Giuliani N，Morandi F，Tagliaferri S，et al. Interleukin-3（IL-3）is overexpressed by T lymphocytes in multiple myeloma patients. Blood，2006，107（2）：841-842.

22. Qiang YW，Chen Y，Stephens O，et al. Myeloma-derived Dickkopf-1 disrupts Wnt-regulated osteoprotegerin and RANKL production by osteoblasts：a potential mechanism underlying osteolytic bone lesions in multiple myeloma. Blood，2008，112（1）：196-207.

23. 徐万鹏，冯传汉. 骨科肿瘤学（第2版）. 北京：人民军医出版社，2008.

24. 程晓光，屈辉，王云钊. 骨肿瘤X线平片分析方法.

中国临床医学影像杂志，2003，14（5）：364-368.

25. Yoon BH，Yu W. Clinical utility of biochemical marker of bone turnover：fracture risk prediction and bone healing. Journal of bone and mineral metabolism，2018，25（2）：73-78.

26. Ornstrup MJ，Kjær TN，Harsløf T，et al. Comparison of bone turnover markers in peripheral blood and bone marrow aspirate. Bone，2018，116：315-320.

27. 褚彦青，张匣，张谦倩.骨标志物在肿瘤相关骨病中的研究进展.临床与病理杂志，2020，40（8）：2183-2187.

28. 牛晓辉，王洁，孙燕，等.经典型骨肉瘤临床诊疗专家共识.临床肿瘤学杂志，2012，17（10）：931-933.

29. Holditch SJ，Brown CN，Lombardi AM，et al. Recent advances in models，mechanisms，biomarkers，and interventions in cisplatin-induced acute kidney injury. International journal of molecular sciences，2019，20（12）：3011.

30. Steffner RJ，Jang ES. Staging of bone and soft-tissue sar-

comas. Journal of the American Academy of Orthopaedic Surgeons, 2018, 26（13）: e269-e278.

31.Le Corroller T, Vives T, Mattei JC, et al. Osteoid Osteoma: percutaneous CT-guided cryoablation is a safe, effective, and durable treatment option in adults. Radiology, 2022, 302（2）: 392-399.

32.Collins M, Wilhelm M, Conyers R, et al. Benefits and adverse events in younger versus older patients receiving neoadjuvant chemotherapy for osteosarcoma: findings from a meta - analysis. Journal of Clinical Oncology, 2013, 31（18）: 2303-2312.

33.郭卫, 杨荣利, 汤小东, 等.成骨肉瘤新辅助化学药物治疗的疗效分析.中华医学杂志, 2004, 84（14）: 46-50.

34.牛晓辉, 蔡槟伯, 张清, 等.ⅡB期肢体骨肉瘤189例综合治疗临床分析.中华外科杂志, 2005, 43（24）: 1576-1579.

35.Balamuth NJ, Womer RB. Ewing's sarcoma. Lancet Oncology, 2010, 11（2）: 184-192.

36.Sole CV, Calvo FA, Alvarez E, et al. Adjuvant radiation therapy in resected high-grade localized skeletal osteosarcomas treated with neoadjuvant chemotherapy: long-term outcomes. Radiotherapy and Oncology, 2016, 119（1）: 30-34.

37.DeLaney TF, Park L, Goldberg SI, et al. Radiotherapy for local control of osteosarcoma. International Journal of Radiation Oncology Biology Physics, 2005, 61（2）: 492-498.

38.Zheng B, Ren T, Huang Y, et al. Apatinib inhibits migration and invasion as well as PD-L1 expression in osteosarcoma by targeting STAT3. Biochemical and Biophysical Research Communications, 2018, 495（2）: 1695-1701.

39.中国医师协会骨科医师分会. 四肢骨肿瘤微波消融治疗临床指南. 中华骨科杂志, 2020, 40（19）: 1299-1308.

40.Bacci G, Longhi A, Fagioli F, et al. Adjuvant and neoadjuvant chemotherapy for osteosarcoma of the extremities: 27 year experience at Rizzoli Institute, Italy. European Journal of Cancer, 2005, 41（18）: 2836-2845.

41.杨毅，郭卫，杨荣利，等.恶性骨肿瘤保肢治疗中灭活再植技术的操作流程和常见问题.骨科，2018，9（3）：247-252.

42.贺杰，常祺.四肢恶性骨肿瘤骨切除后大段骨缺损的生物重建.中国组织工程研究，2021，25（3）：420-425.

43.Lu Y，Zhu H，Huang M，et al. Is frozen tumour-bearing autograft with concurrent vascularized fibula an alternative to the Capanna technique for the intercalary reconstruction after resection of osteosarcoma in the lower limb? The Bone & Joint Journal，2020，102-B（5）：646-652.

44.Wang W，Yang J，Wang Y，et al. Bone transport using the Ilizarov method for osteosarcoma patients with tumor resection and neoadjuvant chemotherapy. Journal of Bone Oncology，2019，16：100224.

45.廖松，毕文志，王威，等.骨搬移技术在下肢骨肉瘤保肢治疗中应用.中华肿瘤防治杂志，2018，25（8）：555-560.

46.Klein C，Monet M，Barbier V，et al. The Masquelet

technique：current concepts，animal models，and perspectives. Journal of Tissue Engineering and Regenerative Medicine，2020，14（9）：1349-1359.

47. 郭卫. 肿瘤型人工关节假体的发展现状及优化策略. 中华解剖与临床杂志，2022，27（3）：129-137.

48. Zhang M，Matinlinna JP，Tsoi JKH，et al. Recent developments in biomaterials for long-bone segmental defect reconstruction：a narrative overview. Journal of Orthopaedic Translation，2020，22：26-33.

49. Rossi F，Ricci F，Botti S，et al. The Italian consensus conference on the role of rehabilitation for children and adolescents with leukemia，central nervous system，and bone tumors，part 1：Review of the conference and presentation of consensus statements on rehabilitative evaluation of motor aspects. Pediatric Blood & Cancer，2020，67（12）：e28681.

50. Guo Y，Ngo-Huang AT，Fu JB. Perspectives on spinal precautions in patients who have cancer and spinal metastasis. Physical Therapy，2020，100（3）：554-563.

51. 施涛，魏嘉. 恶性肿瘤骨转移靶向治疗及免疫治疗进展.中国肿瘤临床.2021，48（21）：1093-1099.

52.Hayashi K，Tsuchiya H. The role of surgery in the treatment of metastatic bone tumor. International Journal of Clinical Oncology，2022，27（8）：1238-1246.

53.Kähkönen TE，Halleen JM，Bernoulli J. Osteoimmuno-Oncology：therapeutic opportunities for targeting immune cells in bone metastasis. Cells，2021，10（6）：1529.

54.Gouveia AG，Chan DCW，Hoskin PJ，et al. Advances in radiotherapy in bone metastases in the context of new target therapies and ablative alternatives：a critical review. Radiotherapy and Oncology，2021，163：55-67.

55.Coleman R，Body JJ，Aapro M，et al. Bone health in cancer patients：ESMO clinical practice guidelines. Annals of Oncology，2014，25 Suppl 3：iii124-137.

56.Coleman R. Bone-targeted agents and metastasis prevention. Cancers（Basel），2022，14（15）：3640.

57.Barton LB，Arant KR，Blucher JA，et al. Clinician experiences in treatment decision-making for patients with spinal metastases：a qualitative study. Journal of Bone and Joint Jurgery-American volume，2021，103（1）：e1.

58.Ban J，Fock V，Aryee DNT，et al. Mechanisms，Diagnosis and treatment of bone metastases. Cells，2021，10（11）：2944.

59.Marie JC，Bonnelye E. Effects of estrogens on osteoimmunology：a role in bone metastasis. Frontiers in Immunology，2022，13：899104.

60.Chen F，Han Y，Kang Y. Bone marrow niches in the regulation of bone metastasis. British Journal of Cancer，2021，124（12）：1912-1920.

61.Wu S，Pan Y，Mao Y，et al. Current progress and mechanisms of bone metastasis in lung cancer：a narrative review. Translational Lung Cancer Research，2021，10（1）：439-451.

62.Alsamraae M，Cook LM. Emerging roles for myeloid immune cells in bone metastasis. Cancer and Metastasis Reviews，2021，40（2）：413-425.

63.Mollica V，Rizzo A，Rosellini M，et al. Bone targeting agents in patients with metastatic prostate cancer：state of the art. Cancers（Basel），2021，13（3）：546.

64.Iñiguez-Ariza NM，Bible KC，Clarke BL. Bone metasta-ses in thyroid cancer. Journal of Bone Oncology，2020，21：100282.

65.Berish RB，Ali AN，Telmer PG，et al. Translational models of prostate cancer bone metastasis. Nature Re-views Urology，2018，15（7）：403-421.

66.叶定伟，魏少忠，边家盛，等.前列腺癌骨转移多学科诊疗专家共识（2020版）.肿瘤防治研究，2020，47（7）：479-486.

67.Kang J，La Manna F，Bonollo F，et al. Tumor microen-vironment mechanisms and bone metastatic disease pro-gression of prostate cancer. Cancer Letters，2022，530：156-169.

68.郭卫，于秀淳，王晋，等.多发性骨髓瘤骨病外科治疗专家共识（2022版）.中国肿瘤临床，2022，49（15）：800.

69.Weller S，Hart NH，Bolam KA，et al. Exercise for indi-viduals with bone metastases：a systematic review. Criti-cal Reviews in Oncology Hematology，2021，166：

103433.

70.He N, Jiang J. Contribution of immune cells to bone metastasis pathogenesis. Frontiers in Endocrinology, 2022, 13: 1019864.

71.Xie T, Chen S, Hao J, et al. Roles of calcium signaling in cancer metastasis to bone. Exploration of Targeted Anti-tumor Therapy, 2022, 3（4）: 445-462.

72.Sarazin BA, Ihle CL, Owens P, et al. Mechanobiology of bone metastatic cancer. Current Osteoporosis Reports, 2021, 19（6）: 580-591.

73.Nørregaard KS, Jürgensen HJ, Gårdsvoll H, et al. Osteosarcoma and metastasis associated bone degradation-a tale of osteoclast and malignant cell cooperativity. International Journal of Molecular Sciences, 2021, 22（13）: 6865.

74.Moon JB, Yoo SW, Lee C, et al. Multimodal imaging-based potential visualization of the tumor microenvironment in bone metastasis. Cells, 2021, 10（11）: 2877.

75.Casimiro S, Vilhais G, Gomes I, et al. The roadmap of RANKL/RANK pathway in cancer. Cells, 2021, 10

（8）：1978.

76. Li B, Wang P, Jiao J, et al. Roles of the RANKL-RANK axis in immunity –implications for pathogenesis and treatment of bone metastasis. Frontiers in Immunology, 2022, 13: 824117.

77. Ben-Ghedalia-Peled N, Vago R. Wnt signaling in the development of bone metastasis. Cells, 2022, 11 (23): 3934.

78. Rodriguez-Merchan EC, Peleteiro-Pensado M. Newly released advances in the molecular mechanisms of osseous metastasis and potential therapeutic strategies. Archives of Bone and Joint Surgery, 2022, 10 (9): 741-755.

79. Liu C, Wang M, Xu C, et al. Immune checkpoint inhibitor therapy for bone metastases: specific microenvironment and current situation. Journal of Immunology Research, 2021, 2021: 8970173.

80. Kapoor R, Saxena AK, Vasudev P, et al. Cancer induced bone pain: current management and future perspectives. Medical Oncology, 2021, 38 (11): 134.

81.Han X，Huang R，Meng T，et al. The roles of magnetic resonance-guided focused ultrasound in pain relief in patients with bone metastases：a systemic review and meta-analysis. Frontiers in Oncology，2021，11：617295.

82.Yoneda T，Hiasa M，Okui T，et al. Sensory nerves：a driver of the vicious cycle in bone metastasis? Journal of Bone Oncology，2021，30：100387.

83.Cadieux B，Coleman R，Jafarinasabian P，et al. Experience with denosumab（XGEVA®）for prevention of skeletal-related events in the 10 years after approval. Journal of Bone Oncology，2022，33：100416.

84.Vargas E，Lockney DT，Mummaneni PV，et al. An analysis of tumor-related potential spinal column instability（Spine Instability Neoplastic Scores 7-12）eventually requiring surgery with a 1-year follow-up. Neurosurgical Focus，2021，50（5）：E6.

85.McMahon KR，Lebel A，Rassekh SR，et al. Acute kidney injury during cisplatin therapy and associations with kidney outcomes 2 to 6 months post-cisplatin in children：a multi-centre，prospective observational study.

Pediatric Nephrology，2022.

86. Bellorin-Font E，Vasquez-Rios G，Martin KJ. Contro-versies in the management of secondary hyperparathy-roidism in chronic kidney disease. Current Osteoporosis Reports，2019，17（5）：333-342.

87. Park JJ，Wong C. Pharmacological prevention and man-agement of skeletal-related events and bone loss in indi-viduals with cancer. Seminars in Oncology Nursing，2022，38（2）：151276.

88. Hu J，He S，Yang J，et al. Management of brown tumor of spine with primary hyperparathyroidism：a case re-port and literature review. Medicine，2019，98（14）：e15007.

89. Zheng MH，Li FX，Xu F，et al. The interplay between the renin-angiotensin – aldosterone system and parathy-roid hormone. Frontiers in Endocrinology，2020，11：539.

90. Gao B，Wang MD，Li Y，et al. Risk stratification sys-tem and web-based nomogram constructed for predicting the overall survival of primary osteosarcoma patients af-

ter surgical resection. Frontiers in Public Health，2022，10：949500.

91. Cook GJR. Imaging of bone metastases in breast cancer. Seminars in Nuclear Medicine，2022，52（5）：531-541.

92. Orcajo-Rincon J，Muñoz-Langa J，Sepúlveda-Sánchez JM，et al. Review of imaging techniques for evaluating morphological and functional responses to the treatment of bone metastases in prostate and breast cancer. Clinical & Translational Oncology，2022，24（7）：1290-1310.

93. 郭卫，于秀淳，牛晓辉，等.乳腺癌骨转移临床诊疗专家共识.中国肿瘤临床，2022，49（13）：660-669.

94. Cheng X，Wei J，Ge Q，et al. The optimized drug delivery systems of treating cancer bone metastatic osteolysis with nanomaterials. Drug Delivery，2021，28（1）：37-53.

95. Li H，Wu H，Abakumov MA，et al. The 100 most cited papers on bone metastasis：a bibliometric analysis. Jour-

nal of Bone Oncology，2022，35：100443.

96. Cheng X，Wang Z. Immune modulation of metastatic niche formation in the bone. Frontiers in Immunology，2021，12：765994.

97. Bindeman WE，Fingleton B. Glycosylation as a regulator of site-specific metastasis. Cancer and Metastasis Reviews，2022，41（1）：107-129.

98. 褚彦青，张匣，张谦倩，等. 骨标志物在肿瘤相关骨病中的研究进展. 临床与病理杂志，2020，40（08）：2183-2187.

99. Clézardin P，Coleman R，Puppo M，et al. Bone metastasis：mechanisms，therapies，and biomarkers. Physiological Reviews，2021，101（3）：797-855.

100. Dai R，Liu M，Xiang X，et al. Osteoblasts and osteoclasts：an important switch of tumour cell dormancy during bone metastasis. Journal of Experimental & Clinical Cancer Research，2022，41（1）：316.

101. MacDonald IJ，Tsai HC，Chang AC，et al. Melatonin inhibits osteoclastogenesis and osteolytic bone metastasis：implications for osteoporosis. International Journal

of Molecular Sciences，2021，22（17）：9435.

102.Ucci A，Rucci N，Ponzetti M. Liquid biopsies in primary and secondary bone cancers. Cancer Drug Resistance，2022，5（3）：541-559.

103.Ghori AK，Leonard DA，Schoenfeld AJ，et al. Modeling 1-year survival after surgery on the metastatic spine. The Spine Journal，2015，15（11）：2345-2350.

104.Versteeg AL，Verlaan JJ，Sahgal A，et al. The spinal instability neoplastic score：impact on oncologic decision-making. Spine，2016，41 Suppl 20：S231-S237.

105.Laufer I，Rubin DG，Lis E，et al. The NOMS framework：approach to the treatment of spinal metastatic tumors. Oncologist，2013，18（6）：744-751.

106.Gaafer OU，Zimmers TA. Nutrition challenges of cancer cachexia. Journal of Parenteral and Enteral Nutrition，2021，45（S2）：16-25.

107.Tsukamoto S，Kido A，Tanaka Y，et al. Current overview of treatment for metastatic bone disease. Current

Oncology，2021，28（5）：3347-3372.

108.Fizazi K，Scher HI，Miller K，et al. Effect of enzaluta-mide on time to first skeletal-related event，pain，and quality of life in men with castration-resistant 109.prostate cancer：results from the randomised，phase 3 AFFIRM trial. The Lancet Oncology，2014，15（10）：1147-1156.

109.Takei D，Tagami K. Management of cancer pain due to bone metastasis. Journal of Bone and Mineral Metabolism，2022.

110.秦叔逵，王杰军，于世英，等.癌症疼痛诊疗规范（2018年版）.临床肿瘤学杂志，2018，23（10）：937-944.

111.Yu SY，Jiang ZF，Zhang L，et al. Chinese expert consensus statement on clinical diagnosis and treatment of malignant tumor bone metastasis and bone related diseases. The Chinese-German Journal of Clinical Oncology，2010，9（1）：1-12.

112. Gradishar WJ，Anderson BO，Abraham J，et al. Breast Cancer，Version 3.2020，NCCN clinical prac-

tice guidelines in oncology. Journal of the National Comprehensive Cancer Network, 2020, 18 (4): 452–478.

113. Smith MR, Saad F, Chowdhury S, et al. Apalutamide treatment and metastasis–free survival in prostate cancer. The New England Journal of Medicine, 2018, 378 (15): 1408–1418.

114. Al–Salama ZT. Apalutamide: First Global Approval. Drugs, 2018, 78 (6): 699–705.

115. Scher HI, Fizazi K, Saad F, et al. Increased survival with enzalutamide in prostate cancer after chemotherapy. The New England Journal of Medicine, 2012, 367 (13): 1187–1197.

116. Fizazi K, Scher HI, Molina A, et al. Abiraterone acetate for treatment of metastatic castration–resistant prostate cancer: final overall survival analysis of the COU–AA–301 randomised, double–blind, placebo–controlled phase 3 study. The Lancet Oncology, 2012, 13 (10): 983–992.

117. Swain SM, Miles D, Kim SB, et al. Pertuzumab,

trastuzumab, and docetaxel for HER2-positive metastatic breast cancer (CLEOPATRA): end-of-study results from a double-blind, randomised, placebo-controlled, phase 3 study. The Lancet Oncology, 2020, 21 (4): 519-530.

118. Barrett-Lee P, Casbard A, Abraham J, et al. Oral ibandronic acid versus intravenous zoledronic acid in treatment of bone metastases from breast cancer: a randomised, open label, non-inferiority phase 3 trial. The Lancet Oncology, 2014, 15 (1): 114-122.

119. Hortobagyi GN, Van Poznak C, Harker WG, et al. Continued treatment effect of zoledronic acid dosing every 12 vs 4 weeks in women with breast cancer metastatic to bone: the OPTIMIZE-2 randomized clinical trial. JAMA Oncology, 2017, 3 (7): 906-912.

120. Zhang W, Bado I, Wang H, et al. Bone metastasis: find your niche and fit in. Trends in Cancer, 2019, 5 (2): 95-110.

121. Stopeck AT, Lipton A, Body JJ, et al. Denosumab compared with zoledronic acid for the treatment of bone

metastases in patients with advanced breast cancer: a randomized, double-blind study. Journal of Clinical Oncology, 2010, 28 (35): 5132-5139.

122. 郭卫, 姬涛. 对脊柱转移癌如何进行合理的治疗. 北京大学学报（医学版）, 2015, 47 (2): 200-202.

123. 赵志庆, 叶志鹏, 燕太强, 等. 骨转移瘤患者生活质量评估的研究进展. 中华骨科杂志, 2017, 37 (18): 1177-1184.

124. 郭卫, 汤小东, 杨毅, 等. 骨盆转移瘤外科治疗的疗效评估. 中华外科杂志, 2008, (12): 891-894.

125. Li S, Peng Y, Weinhandl ED, et al. Estimated number of prevalent cases of metastatic bone disease in the US adult population. Clinical Epidemiology, 2012, 4: 87-93.

126. 郭卫, 孙馨, 姬涛, 等. 髋臼转移瘤的外科治疗. 中华外科杂志, 2009, (22): 1718-1721.

127. 郭卫, 姬涛, 杨毅, 等. 骨盆转移瘤外科治疗的方法及疗效分析. 中华骨与关节外科杂志, 2015, 8 (1): 49-55.

128. Patel AV, Friedenreich CM, Moore SC, et al. Ameri-

can college of sports medicine roundtable report on physical activity, sedentary behavior, and cancer prevention and control. Medicine and science in sports and exercise, 2019, 51 (11): 2391-2402.

129. KOELWYN GRAEME J, QUAIL DANIELA F, ZHANG XIANG, et al. Exercise-dependent regulation of the tumour microenvironment. NATURE REVIEWS CANCER, 2017, 17 (10): 620-632.

130. Hojman P, Gehl J, Christensen JF, et al. Molecular mechanisms linking exercise to cancer prevention and treatment. Cell Metabolism, 2018, 27 (1): 10-21.

131. Aveseh M, Nikooie R, Aminaie M. Exercise-induced changes in tumour LDH－B and MCT1 expression are modulated by oestrogen-related receptor alpha in breast cancer-bearing BALB/c mice. The Journal of Physiology, 2015, 593 (12): 2635-2648.

132. Ashcraft KA, Peace RM, Betof AS, et al. Efficacy and mechanisms of aerobic exercise on cancer initiation, progression, and metastasis: a critical systematic review of in vivo preclinical data. Cancer Research,

骨骼保护

参考文献

159

2016, 76（14）：4032-4050.

133.Segal R，Zwaal C，Green E，et al. Exercise for people with cancer：a clinical practice guideline. Current Oncology，2017，24（1）：40-46.

134.Campbell KL，Winters-Stone KM，Wiskemann J，et al. Exercise Guidelines for Cancer Survivors：Consensus Statement from International Multidisciplinary Roundtable. Medicine and Science in Sports and Exercise，2019，51（11）：2375-2390.

135.Pollán M，Casla-Barrio S，Alfaro J，et al. Exercise and cancer：a position statement from the Spanish Society of Medical Oncology. Clinical & Translational Oncology，2020，22（10）：1710-1729.

136.Crevenna R，Kainberger F，Wiltschke C，et al. Cancer rehabilitation：current trends and practices within an Austrian University Hospital Center. Disability and Rehabilitation，2020，42（1）：2-7.

137.Calabrese LH，Calabrese C，Cappelli LC. Rheumatic immune-related adverse events from cancer immunotherapy. Nature Reviews Rheumatology，2018，14

（10）：569-579.

138.Filippini DM, Gatti M, Di Martino V, et al. Bone fracture as a novel immune-related adverse event with immune checkpoint inhibitors: case series and large-scale pharmacovigilance analysis. International Journal of Cancer, 2021, 149 (3): 675-683.

139.Peymanfar Y, Su YW, Hassanshahi M, et al. Therapeutic targeting Notch2 protects bone micro-vasculatures from methotrexate chemotherapy-induced adverse effects in rats. Cells, 2022, 11 (15): 2382.

140.Peymanfar Y, Su YW, Xian CJ. Notch2 blockade mitigates methotrexate chemotherapy-induced bone loss and marrow adiposity. Cells, 2022, 11 (9): 1521.

141.Sobecki JN, Rice LW, Hartenbach EM. Bone health and osteoporosis screening in gynecologic cancer survivors. Gynecologic Oncology, 2021, 160 (2): 619-624.

142.von Moos R, Costa L, Gonzalez-Suarez E, et al. Management of bone health in solid tumours: From bisphosphonates to a monoclonal antibody. Cancer Treatment

Reviews，2019，76：57-67.

143. 李建福，程天民. 放射性骨损伤病理学改变的研究近况. 中华放射医学与防护杂志，2000，20（3）：218.

144. Wright LE，Buijs JT，Kim HS，et al. Single-limb irradiation induces local and systemic bone loss in a murine model. Journal of Bone and Mineral Research，2015，30（7）：1268-1279.

145. 刘树铮. 医学放射生物学. 北京：原子能出版社，2006.

146. Baxter NN，Habermann EB，Tepper JE，et al. Risk of pelvic fractures in older women following pelvic irradiation. JAMA，2005，294（20）：2587-2593.

147. Frankart AJ，Frankart MJ，Cervenka B，et al. Osteoradionecrosis：exposing the evidence not the bone. International Journal of Radiation Oncology Biology Physics，2021，109（5）：1206-1218.

148. Kim HJ，Boland PJ，Meredith DS，et al. Fractures of the sacrum after chemoradiation for rectal carcinoma：incidence，risk factors，and radiographic evaluation.

International Journal of Radiation Oncology Biology Physics，2012，84（3）：694-699.

149. Zhang W，Zhang X，Yang P，et al. Intensity-modulated proton therapy and osteoradionecrosis in oropharyngeal cancer. Radiotherapy and oncology，2017，123（3）：401-405.

150. 原发性骨质疏松症诊疗指南（2017）. 中华骨质疏松和骨矿盐疾病杂志，2017，10（5）：413-444.

151. Guise TA. Bone loss and fracture risk associated with cancer therapy. Oncologist，2006，11（10）：1121-1131.

152. Grossmann M，Hamilton EJ，Gilfillan C，et al. Bone and metabolic health in patients with non-metastatic prostate cancer who are receiving androgen deprivation therapy. Medical Journal of Australia，2011，194（6）：301-306.

153. Grossmann M，Ramchand SK，Milat F，et al. Assessment and management of bone health in women with oestrogen receptor-positive breast cancer receiving endocrine therapy：position statement summary. Medical

Journal of Australia, 2019, 211（5）：224-229.

154.中国抗癌协会乳腺癌专业委员会.早期乳腺癌女性患者的骨健康管理中国专家共识（2022年版）.中国癌症杂志，2022，32（3）：274-286.

155.孟斌，程黎明，海涌，等.骨科急性骨丢失防治专家共识.中华骨与关节外科杂志，2021，14（7）：577-583.

156.中国乳腺癌内分泌治疗多学科管理骨安全共识专家组.绝经后早期乳腺癌芳香化酶抑制剂治疗相关的骨安全管理中国专家共识.中华肿瘤杂志，2015，000（007）：554-558.

157.中华医学会肿瘤学分会肿瘤支持康复治疗学组.中国癌症相关性疲乏临床实践诊疗指南（2021年版）.中国癌症杂志，2021，31（9）：852-872.

158.Denlinger CS, Sanft T, Baker KS, et al. Survivorship, Version 2.2018, NCCN clinical practice guidelines in oncology. Journal of the National Comprehensive Cancer Network, 2018, 16（10）：1216-1247.

159.Campbell KL, Cormie P, Weller S, et al. Exercise recommendation for people with bone metastases: expert consensus for health care providers and exercise professionals. JCO Oncology Practice，2022，18（5）：e697-e709.

160.Piercy KL，Troiano RP，Ballard RM，et al. The Physical Activity Guidelines for Americans. JAMA，2018，320（19）：2020-2028.

161.Paluch AE，Bajpai S，Bassett DR，et al. Daily steps and all-cause mortality：a meta-analysis of 15 international cohorts. The Lancet Public Health，2022，7（3）：e219-e228.

162.中国老年骨质疏松症诊疗指南（2018）工作组，中国老年学和老年医学学会骨质疏松分会.中国老年骨质疏松症诊疗指南（2018）.中国骨质疏松杂志，2018，24（12）：1541-1567.

163.中华医学会骨质疏松和骨矿盐疾病分会.骨转换生化标志物临床应用指南.中华骨质疏松和骨矿盐疾病杂志，2021，14（4）：321-336.

164.中国抗癌协会骨肿瘤和骨转移瘤专业委员会，郭卫.乳腺癌骨转移临床诊疗专家共识.中国肿瘤临床，2022，49（13）：660-669.

165. 中国抗癌协会泌尿男生殖系肿瘤专业委员会前列腺癌学组.前列腺癌骨转移多学科诊疗专家共识（2020版）.肿瘤防治研究，2020，47（7）：479-486.

166. 林雅静，王燕.对双膦酸盐类药物所致不良反应的分析.当代医药论丛，2019，17（22）：119-120.

167. 钟红，邓慧远，周义录，等.骨靶向药物双膦酸盐和地舒单抗治疗实体瘤骨转移的研究进展.中南药学，2021，19（10）：2118-2122.